태아에서 백 세까지,
당신의 건강한
물 이야기

태아에서 백 세까지,

당신의 건강한

물

이야기

정찬호 지음

한국경제신문*i*

137억 년 전 빅뱅에 의해 우주가 열리고, 46억 년 전 지구 탄생과 더불어 물이 지구상에 존재함으로써 지구는 생명체가 살 수 있는 조건의 행성이 되었다. 지구 최초의 생명체는 약 36억 년 전 바다에서 잉태되었다. 물은 지구 생명체의 진화에 근원이 되었고, 우리 인간의 생명수가 되어왔다.

물은 끊임없이 살아서 움직인다. 너무도 빠른 그들의 몸놀림(1조 분의 1초, 10^{-12}초)은 우리 인간의 시간 단위로 감지하기에는 너무나 짧은 시간이다. 물은 비와 눈으로 땅을 적시고, 지구상의 모든 생명체의 목마름을 채워 지구 진화의 길고 긴, 시간의 미립자와 함께한 지구의 진정한 살아 움직이는 주인이다. 지금 내가 마시는 한 잔의 물은 46억 년 전, 지구 태초에 생성된 물이 길고 긴 시공간의 여행과 인고의 시간을 거쳐 내 몸에서 나의 피와 살이 되어 꿈틀거리는 것을 생각하면 그 자체가 기적이다.

물은 건강한 성인 인체의 약 70%를 차지하며, 노화가 진행될수록 인체의 수분은 점차 줄어들어 병으로 세상을 떠날 즈음에는 인체의 수분이 50%까지 줄어든다. 따라서 건강한 삶과 젊음의 유지는 인체의 수분 유지와 같다고 해도 과언이 아니다. 물은 인체에 수분을 공급해준다는 단순한 차원을 넘어 혈액의 정화와 체내에 쌓인 독소를 몸 밖으로 배출하는 해독 작용을 한다. 물속에 함유된 다양한 미네랄은 인체의 모든 대사 과정에 관여되며, 혈액과 세포를 구성하는 전해질 이온 조성과 거의 동일하다. 어머니 배 속의 태아부터 백 세의 건강한 삶을 위해 우리 모두 약알칼리성의 미네랄이 풍부한 물을 하루에 2L 마시는 것을 실천해야 한다.

이 책을 통해 필자는 물 건강과 관련한 다양한 지식과 정보뿐만 아니라, 물과 관련한 문화, 역사, 여행에 대한 스토리를 담아 독자 여러분이 더 흥미롭게 책을 접할 수 있도록 노력했다. 필자가 개발한 물 건강지수 셀프 체크를 통해 현재 여러분의 물 건강지수를 확인하고, 물 건강지수를 개선해야 하는 이유를 이 책에서 설득력 있게 소개하고자 했다. 물을 왜 마셔야 하는지, 그리고 사람마다 마셔야 하는 물의 양이 각각 다르기에 얼마나 마셔야 하는지, 물이 인체에서 어떤 역할을 하며, 물이 질병 치료에 어떤 효능이 있는지 등에 대해서 과학적인 근거로 설명했다. 그리고 물의 과학적 특성과 기본적인 수질을 이해하고, 미네랄과 소금의 역할, 활성산소를 비롯한 유해성분, 국내·외 생수에 대한 수질과 수원지에 관한 내용, 온천과 탄산 약수의 생성과 치료 효능 등 다양한 내용을 담았다.

이 책을 끝까지 읽어나가면 물에 대한 인식과 물을 마시는 습관이 달라져 있을 것이다. 이 책을 통해 독자 여러분의 물 건강 지수가 놀라울 정도로 높아져 있기를 기대해본다. 이것이 필자가 이 책을 출판하는 궁극적인 이유가 될 것이다.

그동안 대학과 연구원에서 35년간 물과 관련한 많은 프로젝트를 수행하면서 얻어진 연구 결과와 25년간 강의했던 내용 중 독자 여러분의 건강한 백 세 삶에 도움이 되는 내용을 담은 교양서적의 출판을 오래전부터 계획했으나 여러 가지 사정으로 지금에서야 결실을 보게 되어 아쉬움과 안도가 교차한다. 큰 짐을 하나 내려놓은 느낌이다. 대학에서 물 건강 등을 주제로 다양한 스토리를 담은 '물과 인간 생활' 교양과목을 20년간 강의했다. 학생들에게도 늦었지만 완성된 참고서를 제공할 수 있게되어 다행으로 생각된다.

나의 강의와 책 집필에 도움을 준 대학원 박사 과정의 이용천, 이유진 제자에게도 감사하며 출판의 기쁨을 함께하고자 한다. 그리고 원고를 면밀하게 검토하고 교정과 조언을 해주신 대전대학교 신문방송사 고광률 국장님에게도 깊은 감사를 표한다. 마지막으로 이 책이 출판될 수 있도록 도와주신 (주)두드림미디어 한성주 대표님, 그리고 편집자분들에게도 감사의 뜻을 전한다.

이 책을 접하는 모든 분들의 백 세까지 건강한 삶과 행복을 기원합니다.

정찬호

차 례

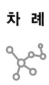

Chapter 06 온천과 약수 여행

생명을
지키는 물

생명의 탄생은 물에서 시작되며, 우리들의 백 세 인생도 미네랄이 풍부한 좋은 수질의 물을 떠나서는 생각할 수 없을 것이다. 그러면 '물은 인체에서 어떤 역할을 하며, 어떤 수질, 어떤 종류의 물이 우리 건강에 좋을까?' 더 나아가 '질병 치료에 도움이 되는 물이 있을까?', '물은 하루에 얼마를 마셔야 하는가?' 등 물과 관련한 많은 궁금증이 있을 것이다. Chapter 01에서는 '생명을 지키는 물'이라는 주제로 다양한 스토리를 풀어보고자 한다.

01
태아와 백 세를
위한 물

지구 최초의 생명체는 약 36억 전, 바다에서 원핵세포인 단순 미생물로부터 시작되었다. 이후 생명체는 지구 역사와 함께 바다에서 육지로 옮겨져 진화와 멸종을 거듭해, 현재 우리 인류의 진정한 조상인 현생 인류 호모 사피엔스 사피엔스(Homo Sapience Sapience)는 약 4만 년 전에 지구상에 출현하게 된다. 인간 생명의 탄생은 태아의 잉태로부터 시작되며, 태아는 어머니 자궁 내 생명의 모태가 되는 작은 바다인 양수 내에서 영양분을 얻으면서 성장한다.

태아는 양막(羊膜)이라는 얇은 막의 보호 속에서 성장하는데, 양막과 태아 사이를 양수가 채우고 있다. 태아를 감싸고 있는 양수는 액체로, 98%가 물로 구성되며, 나트륨, 칼륨, 염소 등의 미네랄 성분이 풍부해 바닷물의 화학성분 조성과 유사하다. 양수

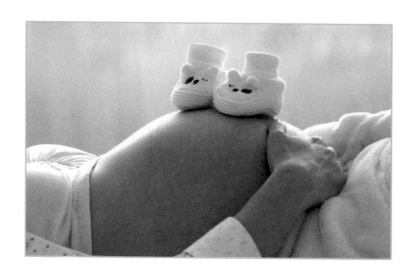

는 어머니의 혈액의 혈장으로부터 생성되며, 알부민과 레시틴
과 같은 유전자 정보를 담은 성분이 함유되어 있다. 양수는 임신
초기에 10~20mL 정도의 소량이지만, 임신 기간이 길어짐에 따
라서 최대 1,000mL까지 증가하며, 양수는 어머니(임신부)를 통
해 새롭게 계속해서 교체되므로 임신한 어머니가 마시는 한 잔
의 물은 바로 태아의 생명수가 된다. 따라서 임신한 어머니가
마시는 약알칼리성의 미네랄이 풍부한 좋은 물은 바로 건강한
아기의 출산을 위한 필수 조건이 되는 것이다.

　양수 속 태아는 10개월을 거쳐 세상에 빛을 보면서 신생아 시
기와 청소년기를 거쳐 성인이 되고, 이후 노화 과정을 거치면서
백 세에 이르는 인간의 삶은 인체의 수분량과 밀접한 관계가 있
다. 갓 태어난 신생아는 인체의 약 85~90% 정도가 물로 구성되

지만, 성인이 되면 인체의 물은 약 65~70% 정도가 된다. 노화가 진행되면서 노인이 되고 병으로 죽을 무렵에 도달하게 되면 피부의 탄력은 없어지고 주름지면서 인체의 수분은 50% 정도까지 감소하게 된다. 이처럼 인간의 생로병사는 인체 내 수분량이 줄어드는 과정과 관련이 깊기에 우리의 건강한 삶은 물에 달려 있다고 할 수 있다. 결과적으로 인체 내 70% 정도의 물을 지속적으로 유지하게 되면, 탄력 있는 피부 유지와 함께 궁극적으로 장수의 지표가 될 것이다.

이 책에서는 백 세까지 건강을 유지하기 위해 하루 2L의 충분한 물을 마시는 것, 특히 미네랄이 풍부한 알칼리성 물을 마시는 것이 왜 중요한지에 대해서 과학적으로 설명할 것이다. 지구상의 장수마을을 찾아 건강한 백 세 노인들의 삶을 살펴보면, 여러 가지 요인에서 장수 비결을 찾을 수 있지만, 가장 중요한 요소는 그 지역에서 산출되는 미네랄이 풍부한 약알칼리성의 물을 평생 마셔왔다는 공통점이 있다.

물을 마시는 것은 단순한 갈증 해소와 인체 수분 공급으로 끝나는 것이 아니다. 물은 혈액의 정화, 즉 체내에 쌓인 독소를 몸 밖으로 배출하는 해독 작용에도 관여하고 있다. 주기환 박사에 따르면, 무병장수하는 사람들이 사는 지역의 공통적인 특징은 칼슘, 마그네슘과 같은 미네랄이 풍부한 알칼리수를 식수로 사용한다고 한다. 그리고 미네랄이 풍부한 물은 혈액의 pH(수소 이온농도)를 일정하게 유지할 수 있도록 조절해주는 중탄산

(HCO₃⁻)이 풍부하다. 반대로 뇌졸중과 심장질환의 발병률이 유난히 높은 지역은 주민들이 마시는 식수가 미네랄이 부족한 연수인 것이 많은 역학조사를 통해서 증명되어왔다.

02

물 건강지수Index of Water Health
셀프 체크

본격적으로 물에 대한 이야기를 하기에 앞서 독자 여러분이 여기에서 해야 할 일은 물 건강지수를 셀프 체크하는 것이다. 여러분이 평소 마시는 물에 관한 생각과 마시는 물의 종류와 습관 등에 대해서 한번 정리해보는 시간이 되길 바란다. 필자가 개발한 다음의 10개 항목을 셀프 체크한 후, 점수 계산 기준에 따라 당신의 물 건강지수가 어디에 해당하는지 점검해보자. 모든 분들이 반드시 체크해보길 바란다.

1. 내가 하루에 마시는 물의 양은?

① 0.5L 이하   ② 0.5~1.0L   ③ 1.0~1.5L

④ 1.5~2.0L   ⑤ 2.0L 이상

2. 평소 가장 많이 (주로) 마시는 물의 종류는?

① 정수기 물　　　② 수돗물 또는 약수터 물

③ 보리차 등　　　④ 생수(먹는 샘물)

3. 생수를 구입할 때 기준은?

① 가격이 싼 것 위주로　　　② 브랜드만 보고

③ 온라인 검색 후(후기, 평가 등)　④ 내게 맞는 물맛에 따라서

⑤ 수질을 직접 확인한 후

4. 하루에 마시는 탄산음료(사이다, 콜라, 기타 탄산음료)의 양은?

① 3캔 이상　　　② 2캔　　　③ 1캔

④ 1캔 이하　　　⑤ 거의 마시지 않음(월 1~2회 이하)

5. 평소에 마시는 물에 대한 생각은?

① 별로 깊이 생각해본 적이 없다.

② 물은 물이므로 거의 다 똑같다.

③ 막연하게나마 수질을 인지하고 물을 마신다.

④ 수돗물이나 생수의 수질을 꼼꼼히 챙기는 편이다

6. 하루에 소변 횟수는?

① 3회 이하　　② 4~5회　　③ 6~7회　　④ 8회 이상

7. 커피를 마신 후, 물 마시는 습관은?

① 거의 마시지 않는다.　　② 입을 헹구는 정도 조금 마신다.

③ 물을 한 잔 마신다.

(※ 커피를 마시지 않을 경우, 3번을 택하면 됨)

8. 술을 마실 때, 물 마시는 습관은?

① 거의 마시지 않는다.　　　② 조금 마시는 편이다.

③ 많이 마시는 편이다.

(※ 술을 마시지 않을 경우, 3번을 택하면 됨)

9. 물병이나 생수병을 습관적으로 들고 다니거나 직장의 테이블 위에 물이 항상 있다?

① 거의 아니다.　　② 가끔 그렇다.　　③ 항상 그렇다.

10. 다음의 물 건강법 중 당신이 일상에서 행하는 건강법 모두 선택하기(총 개수)

① 사우나　② 반신욕(또는 족욕)　③ 물 다이어트　④ 온천욕

(※최소 기준은 주 1회 1건 기준)

　이상 1~9번 문항에서 본인이 택한 번호의 숫자를 모두 합산하고, 10번 문항에서 총 개수를 더한 점수가 나의 물 건강지수의 점수가 된다. 점수별 당신의 물 건강지수에 대한 판정은 다

음과 같다.

물 건강지수 기준표

점수	물 건강지수
35점 이상	아주 우수
34 – 30점	우수
29 – 25점	양호
24 – 20점	다소 부족
19 – 15점	매우 부족
14점 이하	심각

※ 아주 우수(35점 이상)의 경우, 1번 문항을 4번 또는 5번으로 선택한 경우에 한함

　독자 여러분의 현재 물 건강지수를 예측하면, 평균적으로 '다소 부족'에서 '매우 부족'의 구간이 가장 많을 것으로 생각된다. 학교에서 학생들을 상대로 설문 조사를 한 결과를 바탕으로 추론한 것이다. 참고로 설문 조사 결과를 소개하면, '다소 부족'에서 '매우 부족'이 약 60% 이상으로, 많은 학생들이 물 건강지수가 낮은 상태다. 만약 독자 여러분 중에 매우 부족이나 심각 영역에 포함되어 있는 경우에는 두통, 변비, 피부 트러블, 피로감 등 본인의 건강에 대해서 한번 체크해볼 필요가 있다. 아울러 이 책을 끝까지 읽게 되면, 물 건강에 대한 새로운 시각을 가지게 되어 여러분의 생활에 변화가 있을 것이며, 1~2개월 지난 뒤에

물 건강지수를 다시 체크해보면 여러분은 최소 30점 이상의 '우수'에서 '매우 우수'의 물 건강지수를 얻게 될 것으로 기대한다. 이것이 여러분이 이 책을 끝까지 읽어야 하는 궁극적인 이유다.

03
당신은 하루에
몇 잔의 물을 마십니까?

앞에서 설명한 바와 같이 성인 인체의 약 65~70%가 물로 구성되지만, 병으로 사망에 이를 즈음에는 인체의 물은 50%까지 줄어든다. 지구상의 모든 생명체는 물과 단백질로 구성된다. 인체의 각 기관의 수분 함량을 보면 뇌척수액은 99%가 물이며, 혈장의 90%, 근육의 75%, 피부의 72%, 간장의 70%, 지방의 10%가 물로 구성된다. 심지어 단단한 뼈에도 20%, 치아에도 3%의 물이 함유되어 있다.

여기서 잠깐, 독자 여러분 중에 근력운동에 적극적인 분을 위한 좋은 팁을 하나 드리면, 피트니스센터에서 기구를 이용하는 운동은 한 번에 15회씩 3번 반복해 1세트를 한다. 이와 같은 방법으로 다양한 기구를 사용하면서 우리 몸의 근력을 골고루 키

우게 된다. 살이 찌지 않고 근육량을 늘리기 위해서는 지방질이 아닌 단백질 위주의 음식을 섭취해야 하고, 기구를 이용한 1세트의 운동이 마무리되면 반드시 물을 한 잔 마셔야 한다. 물을 마시는 것은 흘린 땀에 대한 수분 보충의 의미도 있지만, 앞에서 살펴본 바와 같이 근육은 75%가 물로 구성되어 있는데, 기구 운동의 경우 기구의 무게를 이겨내는 과정에서 근육이 미세하게 찢어지게 된다. 그 틈을 물과 단백질이 채워야 새로운 근육이 생겨나기 때문이다. 따라서 근육을 더 빨리 단단하게 늘리기 위해서는 단백질 보충뿐만 아니라, 운동을 할 때 물통을 옆에 두고 1세트 마무리가 될 때마다 충분한 물을 마시는 것이 중요하다.

우리가 마시는 한 잔의 물은 30초 지나면 혈액에 도달하고, 1분이면 뇌 조직과 생식기에, 10분이 지나면 피부조직에, 20분이 지나면 장기에, 30분이 지나면 인체의 모든 곳에 도달하게 된다. 만약 인체에 수분이 부족하게 되면 어떤 현상이 발생할까? 인체는 1~2%의 수분만 부족해도 심한 갈증과 노폐물의 축적으로 통증을 느끼며 혈액이 혼탁해지고 혈전이 생성되어 심장과 뇌에 영향을 미친다. 만약 5% 부족하면 혼수상태에 빠지며, 12% 부족할 경우, 사망에 이른다.

그러면 우리는 하루에 몇 리터의 물을 마셔야 할까? 물론 각자의 체중, 활동량, 날씨 등에 따라서 달라지지만, 대략적인 기준은 자기 몸무게에 30mL를 곱하면 자신이 하루에 마셔야 할 물의 양으로 볼 수 있다. 예를 들어 몸무게 70kg 성인 남성의 경우, 약 2.1L, 50kg의 여성인 경우에는 1.5L의 물을 마시는 것이 적절할 것이다. 그러나 더위나 운동으로 활동량이 많아 땀을 많이 흘렸다면, 더 많은 물을 마셔야 할 것이다.

우리가 마시는 물은 대소변, 땀, 호흡, 피부를 통해 배출된다. 만약 인체에서 필요로 하는 물이 부족하면 소변 횟수가 줄어들고, 소변의 색이 탁해지며, 변비가 생기며, 피부가 건조해 질 수 있다. 이러한 현상은 우리가 인지할 수 있는 물 부족 신호이지만, 인체 내 혈액이 끈적해지고, 쌓인 노폐물 배출과 면역세포의 이동이 원할하지 않아 생기는 문제는 당장 우리가 인지하기 어렵다. 평소에 야채나 과일을 적게 먹거나, 커피를 많이 마시는 경우에는 물을 더 많이 마셔야 한다.

필자가 강의하는 대학에서 학생들을 대상으로 하루에 마시는 물의 양에 대한 설문 조사 결과, 남학생은 평균 1.5L 정도, 여학생은 평균 1.0L 정도로 통계가 나왔다. 전반적으로 마시는 물의 양이 부족하다는 결과다.

앞에서 설명한 바와 같이 인체에서 필요로 하는 물의 양은 사람의 체중에 따라서 다르고, 그 사람의 활동량, 운동량, 음식물 섭취량 등에 따라서 모두 다를 것이다. 그리고 마시는 물의 양을 계산하면서 마시는 사람은 거의 없을 것이다. 우리가 필요로 하는 물을 충분히 마시는 기준은 몸이 자연스럽게 물을 받아들여야 하며, 평소에 갈증이 나지 않는 상태를 유지하는 것이라고 할 수 있다. 또한, 우리 몸이 수분을 필요로 하는지, 적절한 상태인지에 대한 신호는 소변의 빈도나 색깔로 쉽게 알 수 있다. 인체의 노폐물은 소변을 통해 배출하므로 소변의 색이 탁하고 진하면 내 몸이 더 많은 물을 필요로 한다는 증거다. 반면, 소변의 색이 옅고 맑을수록 내 몸이 필요로 하는 물이 적절하다는 뜻이 될 것이다. 소변을 자주 보지 않는 경우, 대략 8회 이하는 물을 충분히 또는 적절히 마시는 상태가 아니며, 만약 5회 이하인 경우에는 인체에 수분이 상당히 부족하다는 신호일 것이다. 아울러 변비가 있는 경우에도 마시는 물이 부족하지 않은지를 점검해봐야 한다. 대략 1일 8회 이상 소변을 보는 경우, 수분 섭취가 양호한 것으로 간주된다.

물을 충분히 마시는 것뿐 아니라 물을 마시는 방법과 시간 또한 중요하다. 독자 여러분은 아침에 일어나 습관적으로 가장 먼저 하는 일이 무엇인가? 필자의 경우, 창문을 활짝 열어 실내공기를 환기시킨 후, 밤새 인체에 쌓인 노폐물을 소변을 통해 배출한다. 그리고 양치질 후에 바로 물을 한 잔 마시거나 차를 한 잔 마신다. 아침에 일어나 처음 마시는 물은 약간 미지근한 것이 좋다. 한의학에서는 우리 체온보다 낮은 온도의 찬물은 혈액 순환을 비롯한 몸의 모든 기능의 원활한 순환을 방해한다고 한다. 이렇게 한 잔의 물 또는 차를 마시면, 밤새 인체에 부족했던 수분을 장기와 혈액에 공급하게 되는데, 이로써 우리의 인체를 활발하게 작동시키는 역할을 하는 것이다. 물은 갈증을 느끼거나 필요에 따라 마시기보다는 평소에 습관처럼 마셔야 한다. 그래서 우리 옆에는 항상 마실 수 있는 물병과 물컵이 있어야 한다. 자기가 평소에 마시는 물잔(종이컵 또는 머그잔)의 용량을 미리 알고 있으면, 자신이 하루 동안 마신 물의 총량을 짐작할 수 있을 것이다.

04
당신도
만성탈수증

앞에서 물 건강지수를 체크해본 독자 여러분 중에는 너무 낮은 점수로 충격을 받으신 분이 있을 것으로 생각된다. 그러나 '늦었다고 생각할 때가 가장 빠른 때'라는 생각으로 지금부터 물 건강지수를 높이기 위한 노력을 실천하기를 바란다. 만약 낮은 지수에도 불구하고 아무런 경각심을 가지지 못한다면, 이것이야말로 심각한 문제가 아닐까.

이제부터는 우리 몸이 건조한 탈수 상태인지를 확인해보자. 우리 마셔야 하는 물은 하루에 1.5~2L 정도다. 우리 인체가 필요로 하는 물보다 적은 양을 마시는 사람은 어떤 상태일까? 3개월 이상 지속해서 체내의 수분 1~2% 내외를 잃는 상태를 만성탈수라고 한다. 미국 영양협회에서는 만성탈수가 요로결석, 대장암, 유방암, 요로암, 어린이(청소년) 비만을 높이는 원인이라고 보고한 바 있다. 문제는 만성탈수 증세를 자신이 인지하지 못한다는 것이다. 만성탈수와 관련해 자신이 확인할 수 있는 가장 간단한 방법은 소변의 횟수가 적고, 색이 짙은 경우다. 또한, 커피, 콜라, 카페인 음료를 즐겨 마시는 사람의 경우에는 만성탈수의 위험도가 높다.

만성탈수는 소변량을 감소시킴으로써 방광에서 노폐물이 머무는 시간이 길어짐에 따라 방광염, 요로결석 등의 질병을 일으킬 수 있다. 그리고 혈액량의 감소로 인한 심혈관 질환의 위험도를 높이고, 체액량 감소로 인한 탈수지표인 피부긴장도(Skin turgor) 감소, 그리고 미세순환(Micro-circulation) 장애로 인한 각 장기의 관류 장애를 초래해 치매와 탈모에까지 영향을 미칠 수 있다는 연구 결과가 있다. 또 만성피로를 느끼는 사람의 경우에도 수분 부족을 확인해볼 필요가 있다. 물은 장에서 흡수되어 산소와 영양분을 전신으로 이동시키는 역할을 하는데, 수분이 부족하면 이러한 에너지를 공급하는 신진대사를 저하시켜 피곤함을 초래한다. 어린이와 청소년 비만도 갈증과 배고픔의 신호가 비슷해 갈증을 배고픔의 신호로 잘못 인지해 물이 부족한 경우인데도 음식을 찾게 되며, 이러한 상황이 지속되면 비만으로 이어지기도 한다. 그리고 불안과 우울증 역시 물 부족으로 나타날 수 있는 현상이다. 물 부족은 혈액량, 호르몬, 체액량 부족을 유발해 주요 장기의 비정상적 작동을 유도하게 된다. 이로 인해 스트레스 호르몬인 '코르티솔(Cortisol)' 분비를 촉진하게 되면서 작은 일에도 화를 내고 불안과 우울함이 발생할 수 있다. 이 상의 설명은 다음 장에서 설명되는 물의 치유 효능을 전 세계에 알린 미국의 내과의사 F.뱃맨 겔리지(F. Batmanghelidj)의 '물 이 인체에서 하는 10가지 역할'을 요약한 부분과도 연계된다.

KBS에서 2004년에 방영한 〈생로병사의 비밀〉의 '자연이 준 보약-물' 편에서 만성탈수 증상을 개선하기 위한 실험 결과를 소개하고자 한다. 물 섭취 그룹(A그룹)과 물 이외 섭취 그룹(B그 룹)으로 나눠서 비교한 실험으로, 그룹별로 8명씩 2주간 실시했 고, A그룹은 1주 차에는 하루 4컵, 2주 차에는 하루 8컵을 섭취 (1컵 : 250mL)하게 했고, B그룹은 물 대신에 탄산음료, 과일, 카 페인 음료만을 섭취하게 했다. 실험 결과, A그룹은 B그룹에 비 해 만성탈수 증상 개선, 혈액농도 개선, 피로도 감소를 보였으 며, B그룹의 피로도는 오히려 증가하는 결과가 나타났다. 따라 서 지속적인 물 섭취는 만성탈수 증상을 개선시킬 수 있을 뿐만 아니라, 피로도 개선과 혈액 순환과 관련한 성인병 예방에도 도 움이 된다고 볼 수 있다.

05
물은 인체에서
어떤 역할을 할까?

인체에서 물의 핵심적 기능은 인체에 쌓인 노폐물을 몸 밖으로 배출시키고, 영양분을 이동·흡수하게 하고, 산소를 운반하며, 혈액 순환과 신진대사를 촉진시킨다. 그리고 T-임파구, 백혈구와 같은 면역세포를 이동시키고, 체액(침, 눈물, 콧물)을 조절하고 균형을 유지한다.

과학자들의 연구에 의하면, 뇌에 수분이 부족하면 두통이 일어나기 쉽고 화를 쉽게 내게 된다고 한다. 또한 뚱뚱한 사람은 정상체중인 사람에 비해 인체에 수분 함유량이 적다. 혈액은 혈구와 혈장으로 아루어지며, 혈장의 90%가 물이다. 체내 수분이 부족하면 혈액이 진하게 변하므로 혈액을 신체 각 부분에 공급하기 위해 심장이 더 많은 힘을 쓰게 되어 심혈관 질환 발병률이 높아질 수 있다. 인체의 수분이 얼마나 중요한지를 알 수 있는 한 가지 예라고 할 수 있다.

F.뱃맨 켈리지의《물, 치료의 핵심이다》에서 물이 인체에서 하는 역할을 다음과 같이 10가지로 요약했다.

1. 물은 골수 내 면역체계의 효능을 크게 증강시킨다.
2. 물은 음식물에 함유된 필수 물질들의 체내 흡수율을 증가시킨다.
3. 물은 심장마비와 뇌졸중의 위험을 줄여준다.
4. 물은 배변을 원활하게 해줘 변비를 예방한다.
5. 물은 냉방(땀) 및 난방(전기적인) 시스템에 필수적이다.
6. 물은 주의력을 신장시킴으로써 일의 능률을 높여준다.
7. 물은 스트레스와 불안, 우울함을 줄이는 데 도움이 된다.
8. 물은 피부를 매끄럽게 해주며, 노화를 늦추는 데 도움을 준다.
9. 물은 노화에 따른 기억력 상실의 예방을 도와준다(알츠하이머병 등).
10. 체중을 줄이는 데 물 이상의 좋은 방법이 없다.

지금까지 이 책의 내용을 잘 따라왔다면, F.뱃맨 켈리지의 10가지 물의 역할에 대체로 공감할 것으로 생각된다.

그럼, 마지막 10번째의 '체중을 줄이는 역할'에 대해서 '물 다이어트'라는 주제로 좀 더 자세히 소개하고자 한다.

06
물 다이어트

다이어트는 현대인들에게 해결하기 어려운 과제이며, 많은 사람들이 도전하지만, 성공보다는 실패 확률이 더 높다. 매일 맛있는 음식이 넘쳐나는 이 시대에 적정한 체중을 유지하거나, 과체중을 줄인다는 것은 보통의 각오로는 할 수 없다. 부단한 인내와 노력이 필요하다. 그런데 하루에 2L의 물을 마시면서 다이어트를 할 수 있다면, 얼마나 반가운 이야기인가.

물 다이어트에 관한 내용을 살펴보자. 일단 공복 시 물을 마시면 식욕억제 효과가 있고, 공복에 위산의 분비로 인해 속이 쓰릴 경우, 알칼리수를 한 잔 마시면, 어느 정도 완화시킬 수 있다. 앞에서도 설명한 바와 같이 물은 신진대사를 활발하게 하고 체지방을 줄여주며, 콜레스테롤을 감소시키는 역할을 한다.

KBS〈생로병사의 비밀〉의 '자연이 준 보약 - 물' 편에서 방영한 물 다이어트 관련한 실험 결과를 소개하고자 한다. 다이어트 프로젝트에 참여한 사람을 2개 그룹으로 나누어 먼저 식이요법과 운동요법을 하면서 평소대로 물을 마시는 그룹(물 2L 이하로 마시는 그룹, A그룹)과 식이요법과 운동요법을 하면서 하루 2L 물을 마시는 그룹(B그룹)으로 나누었고, 각 그룹의 실험 참여자는 15명으로 했으며, 실험 기간은 8주간 진행했다. 8주간 실험을 마친 후 결과를 보면, A그룹 참여자는 최저 2kg, 최대 6kg 감소했고, B그룹은 최저 3kg, 최대 10kg 감소했다. 체지방율 감소에서는 B그룹의 사람들이 A그룹의 참여자보다 훨씬 감소율이 높았다. 따라서 운동과 식이요법을 하면서 2L의 물을 꾸준히 섭취한다면 다이어트의 효과를 더 높일 수 있으며, 체지방율 감소에 도움이 되어 건강의 질을 향상시켜줄 것이다.

하루 2L의 물을 마시는 것은 인체의 다양한 기능을 활성화시킬 뿐만 아니라 다이어트와 체지방 감소에도 효과가 있다. 이외에도 반신욕 등을 통해 에너지 소모와 체지방 감소를 통한 체중 감소의 효과를 얻을 수 있다. 반신욕과 족욕은 마지막 장에서 소개할 것이다.

대학에서 '물과 인간생활' 강의 중 '물 건강 체험' 발표시간이 있다. 발표는 희망자에 한해 물 2L 마시기, 반신욕(족욕), 온천욕 등의 주제 중 자유롭게 선택해 3주 이상 체험한 후 인체의 변화를 소개하는 프로그램이다. 체험 전후 학교의 보건소에서 인바디측정을 통해 체중, 체수분량, 체지방량의 변화를 비교해서 물 건강 체험 효과를 공유했다. 학생들의 노력과 방법에 따라 차이는 있지만, 물 2L 마시는 것만으로도 체중 감소, 체수분량 증가에서 유의미한 결과를 보여준 사례가 소개된 바 있다.

07
코로나 퇴치는
물 마시기부터

중국 우한에서 시작된 코로나19는 2020년 2월에 본격적으로 한국으로 건너와 전국으로 확산되었고, 그 후 변이가 일어나면서 더욱 거세게 창궐해 2021년 7월 이후 4차 대유행의 소용돌이에 빠진 바 있다. 2021년 11월 초에 전 세계 2억 5,000만 명이 넘는 코로나 환자가 발생했고, 500만 명 이상이 목숨을 잃었다. 우리나라에서도 38만 명의 코로나 환자가 발생했고 사망자 수는 3,000명에 육박한다. 앞으로도 당분간 코로나는 변이 형태로 진행될 것이며, 사망자도 더욱 늘어날 것으로 보인다. 근래 다른 전염병과는 달리 코로나는 전파 속도가 빨라 국가 간의 이동이 봉쇄되고, 사회 활동이 제한되며, 초·중·고교와 대학이 2년간 비대면 수업으로 진행되는 등 초유의 상황에 빠져 있다. 인류의 역사로 볼 때 전염병은 끊임없이 발생했고, 이로 인해 많은 사람이 죽었으며, 그중 살아남은 자는 후손을 유지할 수 있었다. 때로는 대량 죽음으로 한 종족 및 국가, 문명의 종말을 고하기도 했다.

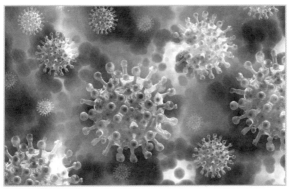

COVID-19

우리에게 가장 잘 알려진 전염병은 1346~1353년 사이에 유럽을 휩쓸고 지나간 흑사병(Black Death)이다. 이때 죽은 유럽인은 약 3,500만 명 정도로 추정되는데, 이는 유럽 인구의 3분의 1 이상이다. 흑사병은 페스트균이 옮기는 전염병으로, 중앙아시아의 동양 들쥐가 실크로드를 통해 지중해로 들어와 선박 등에서 들끓었는데, 들쥐에 기생하는 벼룩으로부터 인간에게 전염되었다. 들쥐는 그 당시 가장 활발한 운송 수단인 지중해 선박을 통해 유럽 전역으로 퍼져나갔다. 이 엄청난 전염병의 재앙이 유럽 봉건사회의 붕괴를 가져오게 된다.

서로마제국의 멸망(476년)에 대해서 정치적으로 여러 가지 요소가 있지만, 의학계에서는 노예들과 함께 들어온 열대말라리아가 게르만족(고트족)의 침공과 더불어 제국의 멸망에 결정적인 역할을 했다고 한다. 이후 기독교와 이슬람 간의 종교 전쟁인 십자군 전쟁도 장티푸스와 괴혈병으로 십자군원정의 실패에 큰 요인이 되었다. 그리고 아스텍과 잉카문명도 스페인군과 함께 들어온 흑인으로부터 마마(천연두)가 원주민에게 전염되어 인구의 절반 정도가 죽음으로써 무너지게 되었다.

우리나라 조선 시대에도 전염병인 역질이 괴질, 호열자, 염병, 마마(천연두)라고 불렸다. 전염병은 조선 시대 17세기 중반에서 200년간 79차례 발생했다는 기록이 있다.

현대에 와서는 사스, 메르스, 신종플루, 코로나19와 같은 바이러스가 5~6년 단위로 발생해 전 세계 인류의 건강과 생명을 위협하고 있다. 이러한 바이러스와 세균은 그들의 형태가 계속해서 변형이 일어나기에 맞춤형 치료 약을 개발하기는 거의 불가능하다.

그러면 우리는 어떻게 바이러스와 세균의 공격으로부터 우리의 건강과 생명을 지킬 것인가. 원로 의학자 이시형 박사에 의하면, 우리 몸에서 자연적으로 작동할 수 있는 방어 시스템인 면역력을 키우는 게 가장 중요하다고 한다. 면역력을 높이면 세균과 바이러스의 침투를 방어하고, 침투하더라도 이를 사멸할 수 있는 능력이 높아지는 것이다. 면역력을 높이기 위해서는 과일, 야채, 홍삼과 같은 음식을 꾸준히 섭취하고, 명상과 규칙적인 운동이 필요하지만, 가장 중요하고 기본적인 출발은 물 마시기다.

인체의 선천적 면역력 기능으로 눈물, 침, 콧물과 같은 체액이 있다. 이러한 체액은 세균과 바이러스가 우리 몸으로 침투하지 못 하도록 하는 1차 방어선이다. 만약 1차 방어선인 체액이 마르게 되면, 세균과 바이러스가 체내로 침입하고 여기에 대응하기 위해 T-임파구, 백혈구 등이 2차 방어군으로 나서게 된다. 따라서 우리 는 1차 방어선인 체액이 마르지 않게 하는 것이 매우 중요하다. 이 를 위해서 항상 물을 충분히 마시고, 입속과 목이 건조하지 않도 록 유지하는 것이 중요하다. 입과 목이 건조하면, 입속의 세균과 바이러스가 호흡기나 폐로 들어가 염증 반응을 일으킬 수 있다.

물을 자주 마시게 되면 입속에 있는 병원균들이 위장으로 들 어가 강한 산성의 위산에 의해 거의 사멸될 수 있다. 선천적 면 역체계인 위액은 pH 1.6 정도의 강한 염산 성분으로 음식물 소 화 작용뿐만 아니라 세균이나 바이러스를 사멸한다. 따라서 물 은 체액이 마르지 않게 하고, 면역 기능의 세포들을 이동시키는 중요한 역할을 한다.

백신 접종이 어느 정도 수준에 도달하면 위드 코로나(with COVID-19) 시대로 전환되어 코로나와 함께 살아가는 시대가 될 것이다. 전염병으로부터 우리들의 건강을 지키기 위해서 물 자주 마시기와 더불어 마스크 착용, 손 씻기, 사회적 거리두기 등의 기본적인 수칙을 실천함으로써 침으로 전염되는 비말감염 과 손에 묻은 바이러스가 눈과 코 등을 통해 체내로 유입되는 것 을 예방할 수 있을 것이다.

08
혈액과 세포를 구성하는
물과 미네랄

우리 몸속에 존재하는 체액(Body fluid)은 세포 내액과 세포 외액으로 구분된다. 세포 외액은 혈액의 성분으로, 혈관을 흐르는 액과 세포의 간극을 채우고 있는 액이 있다. 세포 내액은 세포 내에 포함되어 있는 체액이다. 체액은 세포 내액 67%, 세포 외액 33%의 비율을 보인다. 세포 내액과 외액은 물과 전해질 이온으로 구성되는데, 성분 구성에서는 차이를 보인다. 세포 내액은 단백질, 칼륨(K), 마그네슘(Mg), 황산염(SO_4) 이온 성분이 우세한 반면, 세포 외액은 나트륨(Na), 칼슘(Ca), 염소(Cl), 중탄산(HCO_3) 이온 성분이 높은 함량을 보인다. 이러한 이온 성분은 우리가 마시는 물에 녹아 있는 주요 이온 성분과 정확하게 일치한다. 따라서 우리가 마시는 한 잔의 물은 세포와 혈액의 물과 이온 성분이 되는 것이다.

김현원 교수의 《생명의 물 기적의 물》을 보면, 단백질 1개 분자에 약 7만 개의 물 분자가 3개의 층(단백질과 가장 인접한 A층, 중간층 B층, 가장 바깥인 C층)으로 둘러싸고 있는 것으로 알려져 있다. 단백질과 물 분자의 결속으로 A층 물의 빙점은 -80℃, B층의 물은 -10℃이며, C층은 일반수와 같은 물의 상태다. A층과 B층에 속하는 물의 빙점이 낮아 내부의 단백질이 외부 변화에도 안정적으로 존재할 수 있게 되는 보호 기능을 가질 수 있으며, 대부분의 생체 고분자가 이와 유사한 구조를 형성하고 있다. 단백질 표면의 친수성 아미노산의 전기적 힘과 수소결합으로 층별로 물 분자 운동 속도의 차이를 보인다. Chapter 03에서 자세히 설명하겠지만, 일반적으로 물 분자의 라이프 사이클은 10^{-12}초로 알려져 있다. 그러나 단백질을 둘러싼 물 분자는 A층의 경우 10^{-6}초, B층의 경우 10^{-9}, C층의 경우 10^{-12}초로 서로 다르며, A층에서 물의 움직임이 가장 느리다. 단백질을 둘러싼 A층 물 분자의 낮은 빙점과 느린 물의 운동 속도는 단백질 보호와 관련이 있다.

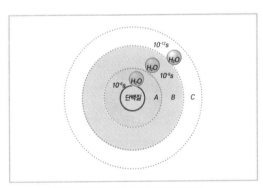

세포 단백질을 보호하는 3개 층의 물 분자 구조

09

면역력과
물의 구조

물속에 녹아 있는 미네랄은 종류에 따라서 물의 구조를 더욱 치밀하게 형성시킬 수도 있고, 물의 구조를 약하게 파괴할 수도 있다. 물의 구조를 보다 더 치밀하게 만드는 미네랄을 '물 구조 형성 이온(Water structure-forming ions)'이라고 하며, 리튬(Li), 칼슘(Ca), 나트륨(Na), 아연(Zn), 철(Fe), 구리(Cu), 게르마늄(Ge)과 같은 미네랄이다. 반대로 물의 구조를 약하게 하는 미네랄을 '물 구조 파괴 이온(Water structure-breaking ions)'이라고 하며, 칼륨(K), 마그네슘(Mg), 알루미늄(Al), 염소(Cl), 암모니아(NH_4)와 같은 성분이다.

미네랄이 물의 구조를 파괴, 또는 형성한다는 내용은 얼른 잘 이해가 되지 않을 수 있다. 쉽게 설명하겠다. 물 구조에 영향을 미치는 요소는 이온들의 크기, 즉 이온 반경이다. 다시 말해, 모든 이온(미네랄)은 크기가 서로 다른데, 이온 반경이 큰 이온들은 물 구조를 파괴하고, 이온 반경이 작은 이온들은 물의 구조를 더 단단하게 형성시키는 역할을 한다. 이온들은 물속에서 양이온 또는 음이온 상태로 존재하는데, 물은 양극성을 가지므로 양이온과 음이온 주변으로 물 분자가 전기적인 끌림 작용이 일어난다. 예를 들면, 소금($NaCl$)의 경우 양이온인 Na^+은 물 분자의 음(-)의 전하가 강한(산소 쪽) 부분에 의해 둘러싸이게 되고, 음이온인 Cl^-는 물 분자의 양(+)의 전하(수소이온)가 강한 부분으로 둘러싸이게 된다. 이렇게 해서 소금은 물분자에 의해 이온으로 분리되어 물속에 용해된다. 이러한 현상을 '수화 작용(Hydration)'이라고 하며, 물이 물질을 녹일 수 있는 용매의 역할을 하는 원리다.

물 분자들의 결합 속에 이온들이 들어가면 물 분자의 결합력에 영향을 미치게 된다. 즉, 이온 반경이 큰 이온들은 물 분자를 밀어내는 힘이 강해서 물 분자들끼리의 결합력을 약화시키고, 이온 반경이 작은 이온들은 물 분자들 사이에 끼어 있어서 물 분자들과의 전기적 결합력이 작용해 물 분자들의 결합력을 더 안정적으로 유지하게 만든다.

그러면 이러한 물 분자의 단단함과 느슨함이 우리 인체 건강에 어떤 영향을 미칠까. '육각수 이론'과 '분자론적 물환경설'을 정립한 고 전무식 박사는 물분자의 구조와 질병과의 밀접한 상관성을 제시했다. 이후 김현원 교수도《생명의 물 기적의 물》에서 전무식 박사의 이론과 실험을 설명하였다. 구체적인 내용은 이러하다. 생체 주변의 물은 대부분 치밀한 구조를 이루고 있어 외부 환경의 자극이나 변화에 반응속도가 느리고 저항력이 커지므로 자연 방어 능력이 높아지게 된다. 일반적으로 오각수보다는 육각수의 형태가 더 안정된 물의 구조를 이루므로 건강한 생체 주변에는 육각수의 비중이 높다고 한다. 성장기에서는 세포 분열이 왕성해 인체의 성장을 돕지만, 성장이 끝난 성인의 경우, 분화된 조직 세포들이 각자의 기능을 수행하게 된다. 그러나 체내에서 면역체계의 이상 등으로 돌연변이 세포가 계속해서 분열 성장하는 것이 암세포인데, 암세포 주변에서는 물의 움직임이 매우 빠르고 물의 구조가 약한 것으로 보고되고 있다.

미네랄 성분은 물의 구조에 영향을 미치게 되고, 물의 구조는 세포 단백질 보호에 영향을 미치게 된다. 따라서 인체에서 칼륨(K) 성분은 물 구조를 약하게 만들어 세포 활성화를 촉진하는 역할을 하며, 나트륨(Na)과 칼슘(Ca) 성분은 물 구조를 단단하게 해 세포 흥분을 억제하는 역할을 하게 된다.

체중의 85~90%가 수분인 신생아와 어린이는 물의 구조가 단단하지 않아 면역 기능이 약하지만, 빠른 성장을 이룬다. 성인이 되면 인체의 수분이 65~70% 정도로 물은 매우 단단하게 구조화되어 성장은 멈추지만, 외부 변화에 대한 면역 기능이 강화된다. 그러나 80세 이상 노인이 되면 인체의 수분은 50~55% 정도로 감소하게 된다. 이에 물의 구조화가 감소하게 되고 세포를 보호할 수 있는 보호 능력이 저하되어 자기 방어 능력이 떨어져 암과 당뇨 등의 질병 발생률이 높아진다. 갱년기 이후 노년으로 향할수록 인체에서 칼슘이 자연적으로 빠져나가기 때문에 많은 분이 골다공증 증상을 호소한다. 뼈의 건강뿐만 아니라 칼슘은 물의 구조를 단단하게 하는 이온 성분이므로 칼슘이 줄어들면 물의 구조도 자연적으로 약화해 세포 보호 능력이 약화되는 것이다.

10

고 김영삼 대통령의
단식

단식은 자기의 의사를 드러내는 가장 극한의 수단으로 정치
인들 중에는 종종 정치적 목적을 이루기 위해 단식 투쟁을 하는
경우가 있다. 정치인 중 '단식 투쟁' 하면, 단연 김영삼 대통령이
가장 강한 기억으로 남아 있다. 1979년 10월 유신정권때 의원
직에서 제명된 후 "닭의 모가지를 비틀어도 새벽은 온다"는 유
명한 말을 남기기도 한 고 김영삼 대통령은 1983년 5월 전두환
신군부와 맞서 자신의 요구 조건(민주화 관련)을 내걸며 23일간
목숨을 건 단식 투쟁을 했다.

여론과 정치에 미칠 파장으로 고려해 전두환 정권은 5월 25일
김영삼 대통령을 서울대 병원에 입원시켜 링거 치료를 받게 했
지만, 단식은 계속되었고, 6월 9일이 되어서야 많은 분의 요청과
김수환 추기경의 설득을 통해 끝내게 된다. 언론이 통제되던 시

기라 김영삼 대통령의 단식 투쟁이 크게 보도되지는 않았지만, 23일간 목숨을 건 단식 투쟁은 정치권에 미치는 파장이 상당했으며, 이후의 정치적 변화를 야기한 사건이기도 했다.

그러나 단식 중에도 음식은 먹지 않지만, 물과 소금은 반드시 섭취해야 한다. 김영삼 대통령도 물과 소금은 섭취하고 링거도 맞으면서 23일을 버틴 것이다.

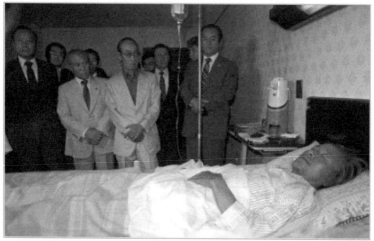

고 김영삼 대통령의 단식 투쟁   출처 : 〈경향신문〉, 1983년 5월

사람마다 차이는 있는데, 음식은 2~3주 먹지 않아도 버틸 수 있지만, 물을 마시지 않으면 조직 세포 내 수분이 빠져나와 전해질 및 대사 장애가 오고, 체내 독성물질을 거르는 기능이 급격히 떨어져 신부전증과 더 나아가 요독증에 빠지게 된다. 또한, 혈전의 생성 등 인체의 기능이 제대로 작동되지 않아 일주일을 버티

기 힘들다. 그래서 처음부터 목숨을 끊고자 하는 단식이 아니라면, 단식 중에 물과 소금을 반드시 섭취해야 생존할 수 있다. 소금은 혈액을 포함하는 세포 외액과 세포 내액에 전해질 이온 성분의 공급을 위해서 반드시 섭취해야 한다. 고 김영삼 대통령의 23일간 단식은 신체적 고통뿐만 아니라 강인한 정신력과 의지가 동반되어야 가능한 일이었을 것이다.

11
백화점 붕괴 사고에서
생환한 청년들

1995년 6월 29일, 서울 서초구 서초동 소재의 삼풍백화점이 부실 공사 등의 원인으로 붕괴하는 사고가 발생했다. 건물이 통째로 붕괴하면서 1,444명의 사상자를 기록한 최악의 대형 참사였다. 삼풍백화점은 지상 5층, 지하 3층의 건물로 지상 5층에서부터 무너지면서 20여 초 만에 건물 전체가 붕괴했다. 이 사건은 이후 우리나라가 재난 안전에 대한 인식을 새롭게 가지는 계기가 되었고, 국가적 차원에서 재난 안전 체계를 만들기 시작했다.

이 붕괴 사건에서 백화점 지하 건물 잔해에 갇혀 11~17일까지 버티면서 기적적으로 구조된 3명의 젊은이가 있었다. 이들이 건물의 잔해의 어둠 속에 갇힌 채 물과 음식을 전혀 먹지 못하고 움직이지도 못하는 상황에서 어떻게 생존할 수 있었을까? 생존에 대한 강한 정신적 의지를 바탕으로 이들이 생물학적으로

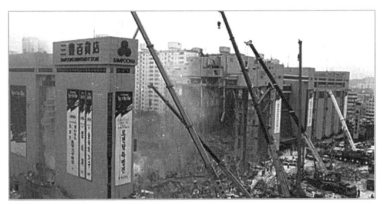

1995년 6월 29일 발생한 삼풍백화점 붕괴 사고 현장　　　　　출처 : 〈뉴시스〉

생존할 수 있었던 것은 건물의 잔해를 치우면서 구조 활동을 벌이던 소방차가 뿌린 물이 지하까지 흘러내렸는데, 이 물을 조금씩 받아먹으면서 구조의 손길이 도착할 때까지 버틴 것이다. 참으로 기적 같은 생존이라고 할 수 있다. 만약 건물 잔해를 처리하는 과정에서 먼지 제거를 위해 뿌린 소방차의 물이 공급되지 않았다면 이들의 생존은 장담할 수 없었을 것이다. 그 어떤 극한 상황에 처하게 되면 생존을 위해 가장 먼저 준비해야 할 것이 바로 물인 것이다.

건강한

물

우리는 Chapter 01에서 물이 인체에서 어떤 역할을 하며, 하루에 2L가량의 물을 마셔야 하는 이유, 생명수로서의 물의 소중함 등에 대해서 알아보았다. 따라서 Chapter 01을 읽은 독자분은 물의 중요성과 역할에 대해서 충분한 공감대가 형성되었을 것이다.

그러면 다음 단계는 '건강을 위해서는 어떤 물을 마셔야 할 것인가'이다. 물은 수원지 환경과 시간에 따라서 다양한 수질 특성을 보인다. 우리가 마시는 물은 궁극적으로 인체가 필요로 하는 좋은 수질을 가져야 하는 것이 핵심이다. 여러분 주변에는 정수기물, 수돗물, 약수, 탄산수, 생수 등 다양한 종류의 물이 있으며, 여러분은 어떠한 기준으로든지 나름의 판단으로 어떤 종류의 물이든 선택해서 마시게 된다. 이 장에서는 바로 여러분이 선택한 물의 수질에 대한 설명과 수질이 우리 건강에 미치는 영향 등에 대해서 설명하고자 한다.

01
우리 집 정수기의
물 수질 알아보기

우리가 마시는 물은 크게 수돗물, 정수기 물, 먹는 샘물로 구분할 수 있다. 우리나라 국민의 98% 이상은 수돗물을 직수로 마시지 않고 끓이거나 정수해 마시며, 2% 미만만이 수돗물을 직수로 마신다고 한다. 이러한 현상은 비록 고도의 정수처리 과정을 거쳤지만 수돗물에 대한 불신 때문일 것이다. 수돗물 수질에 대한 불안감으로 거의 모든 가정과 직장에 정수기가 설치되어 있으며, 상당수의 국민은 정수기 물을 상시 음용한다. 대학에서 706명의 학생을 대상으로 설문 조사 결과, 평소에 주로 마시는 물의 종류로 정수기 물을 선택한 학생이 전체의 43%로, 생수를 마시는 학생 37%보다 높은 비율을 보였다. 그리고 수돗물을 직수로 마시는 학생은 1%에 불과했다.

그러면 '정수기를 통하면 오염된 물이 깨끗하게 정화되어 좋은 물로 다시 태어날까? 과연 정수기를 거쳐 나온 물은 우리 인체가 필요로 하는 좋은 물일까?'

이 질문에 대한 필자의 결론은 '정수기 물은 우리 인체가 원하고 필요로 하는 물로서는 부족한 면이 있다'라고 미리 언급해두고자 한다. 국내 정수기는 크게 2가지 유형이 있다. 역삼투압(RO) 방식과 중공사막식(UF) 방식이다. 중공사막식 여과 방법은 미세한 구멍이 뚫려 있는 실인 '중공사(中空絲)'를 이용해 세균이나 이물질 등은 걸러주고 미네랄은 통과하게 되지만, 중금속 등의 유해 성분을 완벽하게 걸러주지 못하는 단점이 있다. 반면 역삼투압 방식은 불순물, 중금속, 미네랄을 모두 걸러주는 기술이다. 참고로 삼투압이란 무엇일까? 쉽게 설명하면, 배추를 소금에 절이면 배추에 있던 수분이 빠져나가 '배추의 숨이 죽는다'라는 표현을 하는데, 이러한 현상을 '삼투현상'이라고 하며, 삼투의 정도를 '삼투압'이라고 한다. 배추 표면을 기준으로 외부에 소금의 농도가 높으면, 배추 섬유질 내부의 물이 빠져나와 소금의 농도를 희석해 농도 균형을 맞추려고 노력하기 때문이다.

역삼투압 방식은 인위적으로 압력을 가해 물을 1나노(10억분의 1m, 사람 머리카락 굵기의 10만분의 1) 크기의 매우 미세한 역삼투막을 통과시킴으로써 물속에 녹아 있는 중금속, 불순물, 세균, 바이러스 등을 걸러주고 순수한 물만을 통과하도록 설계된 정수 시스템이다. 역삼투압 방식으로 여과된 물은 각종 불순물이 걸러진 물로서 깨끗한 물이라 할 수 있다. 그러나 이 과정에서 물속에 함유된 각종 미네랄이 모두 걸러져 증류수와 같은 물이 된다. 아울러 수돗물의 경우 pH 7 정도의 중성인데, 정수 과정에서 미네랄이 없어지면서 pH는 5.5~6.0 정도의 산성수가 되어버린다. 우리 몸의 혈액은 pH가 7.4 정도로 항상성을 유지하고 있다. 따라서 우리 몸이 원하지 않는 산성의 물이 체내에 들어오게 되면 pH의 균형을 유지하기 위해 혈액 내에서 완충작용을 하는 중탄산(HCO_3^-)이 산을 흡수해 pH를 일정하게 유지한다. 그러나 산성수와 산성식품을 단기간에 과도하게 섭취하는 경우, 혈액의 pH 완충능력이 떨어지게 되어 세포 내액이 빠져나와 pH를 조절하는 완충제로 동원될 때 세포 탈수 현상으로 이어질 수 있다.

아울러 미네랄은 우리 인체에 각종 대사 과정에 참여해 고유의 기능을 수행하게 되는데, 미네랄의 부족으로 인해 각종 인체 대사 과정에 불균형을 초래하게 된다. 정수기 회사에서는 이러한 문제점에 대해서, 미네랄은 음식이나 다른 영양제를 통해 보충하면 된다고 대응하고 있다. 그러나 생수(미네랄워터)에 있는 미네랄은 전해질 이온으로 존재해 체내 흡수가 빠르지만, 음식물 내 유기 형태의 미네랄은 흡수율이 낮으므로 정수기 회사의 주장은 효율적 측면에서 적절하다고 볼 수 없다. 그리고 생수는 혈액의 산성화를 완충하는 중탄산을 포함하고, 세포 내액과 세포 외액을 구성하는 전해질 이온과 거의 유사한 성분으로 이루어져 있어 체액의 이온 균형을 위해 가장 좋은 조건을 가지고 있다. 이러한 생수의 균형 있는 미네랄 성분을 영양제로 만드는 것은 실질적으로 어려울 것으로 생각된다.

울산 MBC에서 제작·방영한 〈워터 시크릿, 미네랄의 역습(2010년)〉을 보면, 정수기 물의 한계가 잘 소개되어 있다. 방송 내용을 요약하면, 미네랄워터를 마신 사람들 그룹과 정수기 물을 마신 사람들 그룹의 머리카락을 분석한 결과, 미네랄 농도의 차이를 보였다. 또한 막걸리의 유산균 생성, 콩나물의 성장 속도와 비타민 함량, 물고기의 생존 등에서도 정수기 물과 미네랄워터 사이에 확연한 효능 차이를 보였다. 실험에 참여한 사람들의 활성산소 생성, 적혈구의 활성도 등 다양한 비교 실험을 통해 정수기 물의 한계점을 지적하고 있다.

단순히 오염물질이 걸러졌다는 것만으로 정수기 물을 마시는 것은 1차원적인 단순한 생각이다. 깨끗한 물만 강조하는 정수기 회사의 광고는 물에 대한 균형 있는 정보를 제공한다는 측면에서 볼 때 아쉬움이 있다. 향후 정수기 회사의 기술은 역삼투압 방식을 통한 불순물과 중금속을 정수한 후, 천연 미네랄을 다시 공급해 최종적으로 알칼리성 미네랄워터를 제공할 수 있는 방향으로 전환되어야 할 것이다. 이는 국민(소비자)의 건강을 위해서도 꼭 필요한 기술이다.

필자는 그동안 많은 연구를 통해 이와 관련한 기술을 확보했으며, 향후 상용화를 위한 후속 연구가 뒷받침된다면, 정수 기능을 갖춘 미네랄워터 생산 장비 개발이 가능할 것이라고 생각한다.

02
죽은 ^{끓인} 물과
살아 있는 물 ^{생수}

'물을 100℃ 이상으로 끓이게 되면 죽은 물이 된다', 즉 영양소(미네랄 등)가 파괴된다는 말이 있다. 이와 반대되는 개념으로 어떠한 가공 처리도 하지 않고 자연 상태에서 채취한 물을 살아 있는 물, 즉 '생수'라고 한다. 물을 끓이면 과연 어떤 변화가 일어날까. 정말 죽은 물이 되는 것일까? 또 죽은 물이란 무엇일까? 이러한 궁금증을 과학적으로 확인하기 위한 실험을 했다. 실험실에서 3가지 종류의 물을 대상으로 끓이기 전과 100℃ 끓인 후에 몇 가지 수질지표의 변화를 측정해보았다.

물은 역삼투압 정수기 물, 삼다수, 에비앙의 3종류를 대상으로 했다. 이 3가지 종류의 물을 선정한 이유는 서로 뚜렷이 다른 수질 특성이 있으므로 물을 끓이기 전후의 수질 변화를 비교하는 데 용이한 측면을 고려한 것이다. 측정한 수질지표는 pH, 미네랄의 농도를 간접적으로 알 수 있는 전기전도도, 용존산소량, 중탄산 함량 등 4가지 항목을 비교했다(표 참조).

끓이기 전후의 물의 수질 변화

구분	pH (수소 이온농도)		전기전도도 (μS/cm)		용존산소량 (mg/L)		중탄산 함량 (mg/L)	
	초기	끓인 후	초기	끓인 후	초기	끓인 후	초기	끓인 후
정수기 물	6.55	7.11	26.4	37.2	10.1	5.52	9.15	13.7
삼다수	7.41	7.94	90.0	98.3	8.96	5.71	38.1	44.2
에비앙	7.58	8.25	598	567	8.62	4.80	381	337

실험 전후 물의 수질 변화를 비교하니, 먼저 pH는 3종류 물에서 모두 약간 증가하는 경향을 보인다. 정수기 물은 pH 6.55에서 7.11로, 삼다수는 7.41에서 7.94로, 에비앙은 7.58에서 8.25로 약간 증가했다. 용존된 산소량은 모두 감소했다(초기 10.1~8.62mg/L에서 끓인 후 5.52~4.80mg/L로 감소함). 미네랄 함유량을 지시하는 전기전도도는 가열 전 26.4~598 범위에서 가열 후 37.2~567 범위로 정수기 물과 삼다수에서 약간 증가하는 경향을 보인 반면, 에비앙은 감소했다. 중탄산(HCO_3) 역시 에비앙에서 감소했는데, 칼슘과 마그네슘이 탄산염과의 화학반응을 통해 침전에 기인한 것으로 보이며, 삼다수 및 정수기 물은 끓인 후 식는 과정에서 대기 중 CO_2가스의 유입으로 약간 증가한 것으로 보인다.

실험 결과를 종합하면, 물을 가열할 경우 물속에 녹아 있는 산소는 탈기되어 산소량은 감소된다. 전기전도도의 경우 에비앙은 삼다수에 비해 약 10배 정도, 정수기 물에 비해 약 20배 이상 높은 미네랄 함량으로, 가열 과정에서 칼슘과 마그네슘 성분의 일부가 탄산칼슘(또는 탄산마그네슘)의 형태로 침전되어 미네랄이 약간 감소한 것으로 보인다. 그러나 삼다수와 정수기 물은 미네랄 함량이 에비앙에 비해 상대적으로 낮아 가열 후에도 화학반응을 통한 침전물 생성의 변화를 보여주지 않았다. 다만 전기전도도가 조금 상승한 것은 가열 후 식는 과정에서 중탄산 함량의 증가에 의한 것으로 보이며, 미네랄의 변화는 거의 없는 것으로 보인다.

결론적으로 물을 끓이게 되면 용존 산소량의 변화가 조금 있는 것 외에는 미네랄의 변화는 크지 않다. 다만 에비앙과 같이 칼슘과 마그네슘 등의 미네랄 함량이 높은 물의 경우에는 일부 미네랄이 탄산칼슘의 형태로 침전되면서 생수 내 미네랄의 함량이 조금 감소하는 정도의 변화다. 감소한 용존 산소는 대기 중에 노출시키면 다시 증가하게 되므로 큰 의미는 없을 것이다. 정리하면 물을 끓인다고 해서, 미네랄이 파괴되고, 산소가 크게 감소되어 '죽은 물'이 되는 것은 아니다.

03
맥주를 과음한
다음 날

맥주는 전 세계인이 가장 많이 마시는 주류에 해당할 것이다. 운동 후나, 고된 일과를 마치고 회식 모임에서 마시는 한 잔의 맥주는 쌓였던 갈증, 피로, 긴장감 해소를 위한 오아시스와 같은 역할을 한다. 그러나 모든 술과 마찬가지로 맥주도 과음할 경우, 알코올로 인한 부작용 외에 다른 요인으로 건강에 나쁜 영향을 미칠 수 있다. 맥주를 좋아하는 맥주 애주가들은 듣고 싶지 않은 이야기일 수 있겠지만, 우리의 건강을 위해서는 부작용을 정확히 이해할 필요가 있다.

우선 맥주는 와인과 더불어 산성의 성질을 가지고 있다. 맥주를 마실 때 탁 쏘는 시원한 맛은 맥주의 탄산 때문인데, 탄산의 생성은 맥주의 주원료인 맥아(맥즙)의 당분이 효모에 의해 발효되는 과정에서 알코올과 탄산(H_2CO_3)으로 분해되면서 생성된

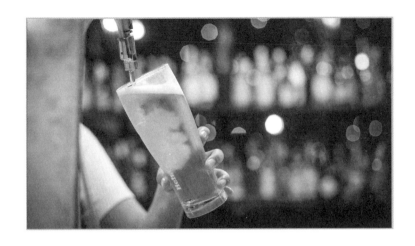

다. 이 과정에서 맥주는 pH 3.5 정도까지 산성화된다. pH(수소
이온 농도)의 개념에 대해서는 뒤에서 자세히 설명할 예정이다.

맥주를 많이 마시면, 산성수가 우리 몸으로 많이 유입되는 것
과 같게 된다. 산성수가 인체에 많이 유입되면 인체에는 어떤
부작용이 생길까?

앞에서도 잠깐 언급한 바와 같이 성인 인체에서 혈액은 약
4~6L가 존재한다. 혈액은 혈장(55%)과 혈구(45%)로 구성되며
혈장의 90% 이상이 물로 이루어져 있다. 따라서 혈액 중 약
2~3L 정도가 물이다. 그리고 혈액은 항상 pH 7.4 정도의 약알
칼리 상태를 항상 유지한다. 산성의 맥주를 많이 마시게 되면 혈
액의 pH를 7.4 정도 일정하게 유지하기 위해 혈장 내 이온 상태
로 존재하는 중탄산(HCO_3^-)과 인산염(PO_4^{3-}) 성분이 산을 중화

하는 완충 역할을 하게 된다.

그러나 맥주를 많이 마셔서 혈액 내 중탄산(HCO_3^-) 등에 의한 pH 완충 한계를 넘어서는 경우, 세포 간극수나 세포 내부의 약알칼리성 물이 세포 외부(혈액)로 빠져나가 혈액의 산성화를 완충하게 되는데, 이 과정에서 세포의 탈수 현상이 발생하며, 아울러 세포의 물이 혈관으로 과잉 유입되어 혈압이 상승될 수 있다. 과음한 다음 날 아침에 갈증이 나는 이유는 세포 탈수로 인해 몸의 균형이 많이 무너졌다는 증거이며, 또한 손발이 붓고 푸석푸석한 자신의 모습을 볼 수 있다.

따라서 맥주를 많이 마실 때, 알칼리성의 미네랄워터를 같이 마시면 맥주로 인한 혈액의 산성화, 세포 탈수와 혈압 상승, 그리고 손발이 붓는 부작용을 완화하는 데 도움이 된다. 소주 회사에서 알칼리성 소주를 강조하는 이유도 이러한 사실과 관련이 있다.

필자가 애주가 여러분에게 드리고 싶은 조언은 '물이 최고의 술안주'라는 사실이다.

| 참고 |

혈액의 pH 7.4와 맥주의 pH 3.5 사이에 산성도의 차이는 pH가 로그함수이므로 혈액에 비해 맥주의 산성도가 약 1만배 정도 높다.

04
노화 방지와 피부 미인을 위한
물 마시기

맑고 깨끗한 피부에 대한 열망은 모든 여성이 추구하는 핵심 공통분모이고, 현대 도시적 시크(Chic)한 남성에게도 마찬가지다. '피부 미인이 진정한 미인이다'라는 말이 있다.

10대와 20대의 젊고 아름다운 피부는 나이가 들어감에 따라서 필연적으로 노화가 진행된다. 박범신의 소설 《은교》가 2012년에 영화 〈은교〉로 개봉되었다. 이 영화에서 70대 노(老)작가 이적요 역을 맡은 배우 박해일은 젊은 후배들 앞에서 "너희의 젊음이 너의 노력으로 얻은 상이 아니듯, 나의 늙음도 나의 잘못으로 받은 벌이 아니다"라고 강변하는데, 이 한 문장이 영화의 본질을 정확하게 관통한다고 생각한다. 세월은 서로 가질 수 없는 욕망의 한계를 선언한다. 노작가 이적요는 제자와 은교의 젊음을 다시 가질 수 없고, 제자는 노작가의 연륜과 재능으로 빚어 올린

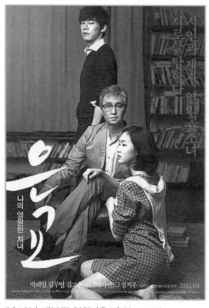

2012년 개봉된 영화 〈은교〉의 포스터

높은 문학성을 따라갈 수 없는 스스로의 한계를 인정하지 않음으로써 영화의 결말은 파멸로 갈 수밖에 없다. 세월을 따른 늙음은 인간이 피할 수 없는 노화의 필연적인 과정이지만, 젊음을 내어주고 늙어감에 따라 얻는 경험과 연륜은 인생사에서 그 무엇보다도 크고 중요한 가치가 아닐까.

현대에는 외적인 젊음도 경쟁력으로 인식되면서 나이가 들어도 젊고 활발한 모습을 유지하고자 노력하는 것이 일반적 현상이 되었다. 우리가 노화의 원인을 정확하게 이해하고, 노화를 지연시킬 수 있는 방법을 실천한다면, 노화의 진행 시간은 늦춰질 것이다. 여러분에게 젊게 늙는 것의 정석을 보여준 한 분을 소개하고자 한다.

2020년 연말 방송 프로그램에 '트롯 100년 특별상' 수상을 위해 시상자로 나온, 명화 〈빨간 마후라〉(1964년 개봉), 〈미워도 다시 한번〉(1968년 1편 개봉 이후 4편까지 이어진 영화)의 주인공으

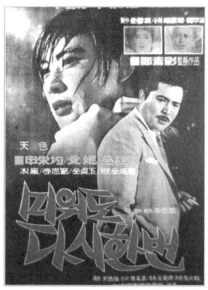
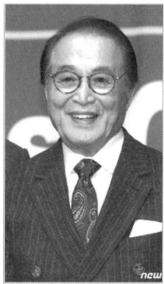

영화 〈미워도 다시 한번〉 주인공 신영균의 40대와 90대   출처 : 〈news 1〉

로, 당대 최고 배우였던 원로 신영균 선생은 93세의 나이에도 불구하고 깨끗한 얼굴, 꼿꼿한 자세, 힘 있는 목소리에 멋진 슈트 빨까지, 놀라울 정도로 멋있고 곱게 늙은 모습에 감탄이 절로 나왔다. 늙음을 겪게 될 모든 사람에게 멋있게 늙음의 정석을 보여준 배우가 아닐까 생각한다.

〈사이언스타임즈(Science times)〉의 기사에 보도된 내용을 보면, 이스라엘 와이즈만 과학연구소의 생물학자 론 센더(Ron Sender)와 론 마일로(Ron Milo)는 "사람의 몸은 하루에 3,300억 개의 세포가 생겨나고 사라지는데, 그중 피부세포는 하루에 약 36억 개가 새로 만들어지고 사라진다"라고 한다. 궁극적으로 피부 젊음의 유지는 피부 노화의 지연과 새로운 피부의 재생을 촉진시키는 것이 비결일 것이다.

우선 피부 노화를 촉진하는 주요 원인은 3가지로 요약된다. 자외선 노출, 활성산소의 과다 생성, 수분 부족이다. 우리 할머니와 할아버지의 손과 얼굴 피부와 속살 피부를 비교해볼 때, 어느 부위가 더 늙은 것으로 보이는가. 당연히 손과 얼굴 부위가 속살 피부보다 더 주름이 지고 거칠 것이다. 이는 옷을 입고 있는 속살에 비해 손과 얼굴이 햇빛의 자외선에 더 많이 노출되었기 때문이다. 자외선에 노출되면 피부는 활성산소 과다 생성으로 노화가 촉진된다. 그래서 자외선 차단제가 필요한 것이다.

유럽의 노화방지학회 회장을 역임한 콜로드 쇼사드 박사는 "노화는 피할 수 없는 운명으로 받아들여야 하는 것이 아니다"라고 주장한다. 그는 노화 방지 프로그램에서 가장 중요한 것은 '하루 2L 물 마시기'라고 말한다. 2L 물 마시기를 통해 우리는 노화를 늦출 수 있다는 것이다.

성인 인체의 약 70%가 물로 구성되어 있다. 노화가 진행될수록 우리 인체에서 수분이 줄어든다. 세포 내액은 체내 수분의 3분의 2를 차지한다. 물은 세포의 70~85%를 차지해 세포 내 단백질을 보호하며 생명력을 준다. 따라서 충분한 물의 섭취(하루 2.0L 물 마시기)는 건강한 피부 미인이 되기 위한 첫걸음이다. 특히 미네랄이 적절하게 함유된 약알칼리성의 물을 마시는 것이 가장 이상적이다.

피부가 싫어하는 일상, 그리고 피부가 싫어하는 식생활은 꼭 개선해야 한다. 앞에서 설명한 바와 같이 과음한 다음 날, 탈수로 인한 갈증이 생기고 피부는 붓고 푸석푸석해진다. 아울러 과음은 활성산소의 과다로 피부 노화를 촉진한다. 음주 후에는 미네랄(전해질)이 풍부한 수분 보충이 필수다. 피부의 건조함이 피부 노화의 가장 큰 요인이기 때문이다. 피부가 건조하지 않도록 외부의 습도를 적절히 유지하는 것도 매우 중요하다. 겨울의 실내는 매우 건조하다. 여름 장마철의 대기 중 습도가 90% 정도이며, 장마철이 아닌 때에도 여름에는 80% 정도의 습도는 유지되지만, 겨울철에는 습도가 20~30%까지 크게 낮아진다. 따라서 가습기와 수분을 공급할 수 있는 젖은 수건 등을 이용해 건조함을 막는 것이 중요하다. 잠자기 전에 얼굴에 충분한 수분을 공급하고 오랜 시간 보습이 유지되도록 해야 한다. 피부가 싫어하는 습관과 환경 속에서 피부 미인을 희망하는 것은 어불성설(語不成說)이다.

피부가 활성화될 수 있는 건강법으로 반신욕(족욕)과 온천욕은 피부의 노폐물을 배출하고 혈액 순환을 돕기 때문에 피부 미용에 효과가 크다. 그러나 반신욕은 일주일에 2~3회가 적절하고, 그 이상은 역효과를 가져올 수 있다. Chapter 06에서 반신욕과 족욕, 온천욕의 방법과 효능에 대해서 따로 설명할 것이다.

'대구에는 미인이 많다'라는 속설이 있다. 그 이유가 대구에서는 사과가 많이 생산되므로 대구의 아가씨들이 사과를 많이 먹어 미인이 많다는 나름의 논리다. 사과와 미인 사이에 어떤 연관성이 있을까? 사과에는 비타민과 무기질이 풍부해 피부 미용에 좋으며, 사과에 함유된 펙틴 성분은 변비에도 좋고 피부 트러블 방지에도 도움이 된다. 아울러 사과는 90% 이상이 수분이므로, 과일 섭취를 통해 영양분과 수분의 공급이 이루어진다고 볼 수 있다.

시중에는 피부에 수분을 공급하고 피부 세포의 재생을 돕는 다양한 화장품과 미용 제품들이 판매되는데, 비용과 효능이 천차만별이기 때문에 여러분의 경제적 여유와 가치 기준에 따라 적절한 선택을 할 수 있을 것이다.

마지막으로 강조하고 싶은 것은 지금까지 설명한 자외선 피하기, 충분한 물 마시기, 건강한 식생활 및 생활 환경 유지와 더불어 명상과 스트레스 날리기, 적당한 운동, 긍정적인 마인드 가지기, 남을 배려하는 마음 등을 실천한다면, 체내 활성산소의 과다 생성을 줄이게 되어 피부 노화가 늦춰지고 질병의 위험도가 낮아져 천천히 아름답게 늙어갈 수 있을 것이다. 피부 미인은 선천적으로 타고나기도 하지만, 자기의 노력과 마음가짐 등 투자한 만큼 아름다워질 수 있고 노화를 늦출 수 있다.

05
피부가 좋아하는
알칼리 연수

홈쇼핑에서 종종 연수기를 판매하는 것을 보게 된다. 연수는 피부를 매끄럽게 해서 피부 미인을 만든다고 광고한다. 그러면 연수기는 과연 피부 미인을 만드는 필수품일까? 또 연수란 어떤 물일까?

여러분의 이해를 돕기 위해 필자가 경험한 바에 기초해 경수(센물)와 연수(단물)를 설명하고자 한다. 10여 년 전, 학생들과 함께 충주 인근으로 MT를 다녀온 적이 있다. 우리가 머물던 콘도에서 저녁에 샤워하기 위해 물에 비누를 풀었다. 그런데 비누 거품이 잘 생기지 않고 물이 뻣뻣해 샤워 후에 피부가 꺼칠꺼칠하고 머릿결이 뻣뻣했다. 또 다른 MT 장소로, 대천해수욕장의 바다와 접한 민박집에서 1박을 한 적이 있다. 그 집의 물 역시 뻣뻣해 비누가 잘 풀리지 않고 샤워 후에도 피부가 매우 거칠었다. 바로 이런 종류의 물이 경수(센물)이다.

충주 지역은 지질학적으로 석회암 지역으로, 이 지역의 물은 칼슘과 마그네슘이 많아 센물이 나오고, 대천은 개인 우물이나 지하수에 바다로부터 염수가 유입되어 센물이 나오는 것이다.

반대의 느낌을 주는 물도 있다. 화강암 지역 깊은 지하수나 온천수의 경우, 비누가 잘 풀리고 미끈거리는 느낌이 강하다. 비눗물을 여러 번 씻어도 비누가 남아 있는 느낌을 주는 미끄러운 물이 있다. 이러한 물은 알칼리성 연수다. 특히 강한 알칼리성 온천(pH 10 이상)의 경우 온천수가 피부에 얇은 막과 같은 느낌을 준다.

구체적으로 연수와 경수는 무엇인가?

물속에는 칼슘(Ca), 마그네슘(Mg), 철(Fe)과 같이 이온 성분(2+ 양이온, 알칼리토금속류)이 존재한다. 이 이온들이 바로 물을 거칠게 만드는 주범이다. 즉, 물속에 2+ 이온 성분이 많을수록 물은 경수(센물)가 된다. 그러면 왜 이런 성분이 물을 거칠게 만들까? 이유는 이러하다. 물속에서 칼슘(Ca^{2+}), 마그네슘(Mg^{2+}) 이온이 알칼리성의 비누와 만나면 비누의 알칼리(OH^-)나 물속의 탄산염(CO_3^{2-})과 화학적으로 결합해 미세한 알갱이(탄산칼슘, 수산화칼슘)를 형성하게 된다. 이렇게 형성된 미세한 알갱이가 피부를 거칠게 하고 머리를 뻣뻣하게 만드는 것이다. 아울러 비누가 알갱이 입자가 되어 잘 풀리지 않기 때문에 거품이 잘 일어나지 않는다. 물속에 철 성분도 대기 중에 노출되면 산화되어 산화철을 형성해 고형의 침전물을 형성하는데, 이 또한 물을 거칠게 만드는 요인이다.

경수와 반대로 연수는 물속에 칼슘(Ca), 마그네슘(Mg), 철(Fe)의 함량이 적은 물로서, 나트륨(Na)과 중탄산(HCO_3) 위주의 수질을 갖는다. 따라서 여성들의 피부 미용에는 경수가 피부를 거칠게 만드는 좋지 못한 물이 되는 것이다.

연수기의 역할

연수기는 경수의 성분인 칼슘(Ca)과 마그네슘(Mg)을 걸러서 연수로 만드는 장치다. 그러나 일반 가정에서 사용되는 수돗물은 대부분 연수에 가까운 물이므로 목욕용으로 큰 문제는 없다. 다만 연수기를 사용할 경우 물이 알칼리화되고, 칼슘과 마그네슘은 나트륨으로 치환되어 연수로 바뀌기 때문에 미끄러운 느낌의 물이 된다. 연수화된 물은 일반 수돗물에 비해 더 미끄러운 느낌을 주며, 부드러운 피부와 보습에 도움을 준다.

목욕용수로 좋은 수질

알칼리성의 중탄산-나트륨 성분의 물은 대체로 적당히 미끄러워서 피부를 부드럽게 하고 촉촉한 느낌을 준다. 아울러 이러한 수질의 물속에 유용한 미량의 원소를 함유한다면 목욕용으로 최적의 수질이 될 것이다. 이러한 물이 바로 온천수다. 우리나라 화강암 지역 온천수의 60% 이상이 알칼리성(pH 8 내외)으로 나트륨과 중탄산 성분이 풍부해 온천욕의 수질로 이상적이다. 그리고 온천수에는 다양한 종류의 미량원소가 비교적 풍부하게 포함되어 있어 건강에 더욱 유익하다. 온천의 수질과 치유 효능은 Chapter 06에서 자세히 소개할 것이다. 온천수 중 일부 고알칼리성(pH 10 이상)의 수질은 지나치게 미끄러운 물로, 너무 미끄러워 비누 거품이 잘 씻겨나가지 않아 계속해서 미끄러운 느낌을 준다. 이것은 비누 성분 때문이 아니라 물 자체의 알칼리 수산기(OH)로 인한 미끄러운 성질 때문이다. 국내 온천수 중 pH 9~10 정도의 고알칼리성 온천은 화강암 지역에서 확인된다.

외국의 경우, 독일 등의 유럽과 캐나다 동부(토론토) 등지는 석회암을 포함하는 퇴적암 지역으로, 주요 상수원의 수질이 모두 경수다. 따라서 이 지역에는 가정마다 연수용 약품을 사용하거나 연수기를 설치해 센물을 연수로 바꾸어 이용하고 있다.

동유럽의 맥주 문화 발달

독일과 체코 등 동부 유럽에서 물보다 싼 맥주 문화가 발달한 것은 유럽 지역은 석회암과 퇴적암 지질이 발달되어 칼슘과 마그네슘이 과다한 경수와 관련이 있다. 센물인 경수는 음용수로 하기에 부담이 되며, 끓일 경우에도 침전물의 생성으로 불편함이 있다. 이러한 이유로 경수를 연수화하기 위해 찾아낸 방법

중 하나가 맥주다. 맥주는 제조 과정에서 발효 시 탄산이 생성된다. 탄산 생성과 더불어 중탄산 및 탄산염이 경수에 녹아 있는 칼슘 및 마그네슘과 결합해 탄산칼슘으로 침전되는데, 이렇게 해서 맥주의 물은 경수에서 연수로 바뀌게 되는 것이다. 이러한 원리로 경수를 직접 음용하지 않고 맥주로 제조해서 마시는 문화가 발달하게 된 것이다. 필자가 생각하는 유럽 여행에서 빼놓을 수 없는 즐거움 가운데 하나가 노천 카페나 레스토랑에서 풍미가 진한 지역산 생맥주 한 잔을 현지인들 속에서 여유롭게 즐기는 것이다.

탄산음료와
탄산수

탄산음료를 좋아하는 사람들이 생각보다 많다. 학교에서 필자의 강의를 수강하는 대학생들을 대상으로 2014~2020년까지 총 710명에게 물 이외에 마시는 기호 음료를 설문 조사한 결과, 복수의 선택을 반영해 1위가 커피로 34%를 차지했고, 2위가 탄산음료로 30%를, 이온 음료가 12%를 차지했다. 커피나 탄산음료를 즐기는 학생들 대다수가 하루에 1~2잔(또는 캔) 이상 마시는 것으로 조사되었다.

탄산음료는 탄산의 톡 쏘는 느낌과 단맛, 향, 카페인 등으로 중독성이 있다. 특히 성장기 어린이들의 탄산음료 위해성에 대해서는 그동안 많은 연구 결과가 보고되었다. 그럼 지금부터 탄산음료와 이를 대체할 탄산수의 성분을 비교해서 알아보고, 건강에 미치는 영향에 대해서도 알아보자.

우선 탄산음료는 정제수나 지하수에 이산화탄소(CO_2) 가스를 강제로 주입해 탄산(H_2CO_3)을 형성하게 된다. 이 과정에서 탄산의 일부가 해리되면서 다량의 산(H^+)이 생성되므로 탄산음료는 pH 3.0~3.5 정도의 강한 산성이 된다. 톡 하고 쏘는 맛과 시원한 느낌이 바로 탄산 때문이다. 그리고 탄산음료에는 제품 고유의 맛과 향을 위해 당분과 카페인 등의 성분을 첨가해 제조한다. 따라서 탄산음료에는 인체에 유익한 비타민이나 미네랄은 거의 없으며 탄산, 카페인, 당분 그리고 약간의 과일 향이 주성분이 된다. 반면에 시중에 판매되는 탄산수는 미네랄 함유량과 pH 측면에서 탄산음료와 전혀 다른 성질을 가진다. 탄산수는 이산화탄소의 공급원에 따라서 크게 2가지 종류가 있다. 천연 탄산수와 인공 탄산수로, 브랜드에 '천연(Natural)'이라는 단어가 있다면 천연 탄산수이고, '천연'이라는 단어가 없는 탄산수는 인공 탄산수로 보면 된다. 천연 탄산수는 맛과 향이 없으므로 마시기에 다소 거북할 수 있다. 이러한 소비자의 입맛의 한계를 고려해서 최근에는 다양한 과일 향을 첨가한 탄산수가 시판되고 있다.

그러면 천연 탄산수와 인공 탄산수는 어떤 차이가 있을까? 앞에서 설명한 바와 같이 탄산음료는 pH 3.0~3.5 정도로 강산성이나 탄산수는 pH 4.0~6.5 정도의 산성에서 약산성이다. 인공 탄산수는 인위적으로 주입되는 이산화탄소량에 따라서 pH가 달라질 수 있으며, 일반적으로 pH 4.0 내외의 산성수다. 천연 탄산수는 대부분 미네랄 함량이 높으며, 미네랄의 함량이 높을수록 pH 6.5 이상 중성에 가까워진다. 탄산수는 알칼리성이 존재하지 않는데 그 이유는 탄산의 산성도 영향 때문이다. 천연 탄산수와 인공 탄산수는 가격에서도 차이가 있지만, 맛도 다르다. 천연 탄산수는 톡 쏘는 맛과 함께 단맛이 느껴지지만, 인공 탄산수는 미네랄이 없기 때문에 약간의 쓴맛이 난다.

천연 탄산수에는 칼슘, 마그네슘, 칼륨 등의 미네랄이 1L당 수십에서 수백 mg을 함유하나, 인공 탄산수는 천연 탄산수에 비해 미네랄 함량이 10분의 1 내외로 낮다. 그리고 탄산음료에는 미네랄이 거의 없는 편이다. 탄산과 함께 중탄산(HCO_3) 성분은 탄산음료에는 제로(zero)이며, 천연 탄산수에는 1L당 수백에서 수천 mg이 함유되어 있다. 인공 탄산수는 중탄산 함량이 천연 탄산수에 비해 훨씬 낮다. 인체에서 중탄산은 위산 과다 시, 위산을 중화하고 혈액의 pH를 일정하게 유지·조절하는 중요한 역할을 한다. 시중에 판매되는 탄산수의 수질 성분은 '국내외 유명 생수 이야기'에서 분석 자료를 통해 더 자세히 설명할 것이다. 지금까지 설명한 바와 같이 천연 탄산수, 인공 탄산수, 그리고 탄산음료는 pH, 미네랄, 중탄산 함유량 측면에서 확연히 다르다.

유럽이나 미국에서는 건강상 어린이들에게 탄산음료 대신에 천연 탄산수를 권장하며, 초·중·고교에 설치된 자동판매기에 탄산음료 판매를 금지하고 있다. 우리나라 일부 지자체도 학교 내 자동판매기에 탄산음료 판매를 금지했다. 탄산음료를 장기간 섭취할 경우, 당분과 카페인 등으로 비만, 당뇨, 동맥경화를 비롯한 여러 가지 질병을 유발하며, 어린이 청소년들에게는 탄산음료의 카페인 성분이 칼슘과 철분의 흡수를 방해해 성장을 저해한다.

천연 탄산수는 단맛이나 자극적인 향은 없지만, 다량의 미네랄을 포함하는 중성에 가까운 물로서 건강상 탄산음료를 대체할 수 있기에 권장한다. 아울러 탄산음료의 위해성에 대한 지속적인 연구 결과와 많은 실험 결과가 있다. 또한, 탄산음료로 인한 청소년 비만에 관한 내용으로 탄산음료를 끊고, 그 대신 미네랄워터를 마신 후 체중이 감소했다는 사례들이 많다. 미국 LA의 한 학교에서 음료수 자동판매기를 없애고 학생들이 마시는 물의 양이 늘어나면서 학생들의 학습 능력이 전반적으로 향상되었다는 발표가 있다. 탄산음료수 대신 물을 충분히 마시면 주의력과 집중력이 향상되고 두뇌의 회전이 빨라진다는 것이 전문가들의 의견이다. 자녀들의 건강을 위해 중독성이 강한 탄산음료를 멀리하는 부모님의 관심이 필요하다.

07
충치와
천연 온천수 구강 청결제

탄산음료의 대표적인 위해성 중 하나가 어린이들에게 가장 흔한 치아 우식증(충치)의 유발인데, 일반적으로 사탕과 같은 당분 자체가 충치를 유발하는 것으로 오해를 하고 있다. 그러나 사실은 그렇지 않다. 음식물에 함유된 당분이 구강 내 대표 세균인 뮤탄스균(S. mutans)과 반응하면서 부산물로 다량의 젖산이 발생되는데, 이렇게 생성된 성분이 치아 표면을 덮고 있는 에나멜(법랑질)을 부식시키는 치아부식증 단계를 거쳐서 충치로 발전하게 된다. 아울러 탄산음료는 그 자체가 강한 산성이므로 당분이 만들어내는 산과 함께 치아를 공격하므로 충치의 위험성이 훨씬 더 높아지는 것이다.

필자와 연구진은 이러한 충치 발생 메커니즘에 기반해 충치를 예방하고 치아를 튼튼하게 할 수 있는 3가지 기능을 갖춘, 어린이용을 포함한 4가지 종류의 구강 청결제를 기업과 공동으로 개발하고 있어 곧 시장에 출시할 예정이다. 즉, 충치의 원인균인 뮤탄스균을 사멸하는 기능, 음식물과 당분으로부터 생성되는 젖산을 중화시킬 수 있는 알칼리도를 기존 제품 대비 수십 배에서 수백 배 증강된 산 중화 기능, 마지막으로 부식된 치아 표면이 재광화가 일어날 수 있도록 치아 표면의 에나멜질의 성분인 인회석(Apatite)를 구성하는 미네랄인 칼슘, 인, 불소, 수산기를 함유하는 천연 온천수 기반의 구강 청결제를 개발하고 있다. 아울러 장기간 사용하게 되면 부작용이 초래될 수 있는 알코올을 포함한 인공 화학성분은 사용하지 않고, 천연 식물 성분과 고급스러운 향을 첨가해 여성들을 포함한 모든 연령대와 흡연자를 위한 구강 청결제도 개발 중이다. 인공 화학성분을 대체한 천연 온천수와 천연식물 유래 성분으로 만든 프리미엄급 구강 청결제(Spa Gargle, 스파 가글) 출시를 목표로 하고 있기에 독자 여러분도 기대해주시길 바란다. 온천수와 한방천연물을 이용한 구강청결제 개발 프로젝트는 대학과 기업의 공동연구로 진행되며, 중소기업청으로부터 연구비를 지원받아 현재 연구가 진행 중이다.

어린이들은 단맛의 음식과 간식거리를 좋아하고, 칫솔질이 서툴러 충치 등 치아 질환에 항상 노출되어 있으므로 사용이 간편하고 알코올 등 화학 성분이 없는 천연 성분의 구강 청결제 사용을 적극적으로 권장한다. 아울러 커피를 즐기거나 흡연하시는 분들은 치주질환 억제와 구취 제거를 위해 구강 청결제의 사용을 필수로 권장한다.

구취는 측정 장비를 이용해 간단하게 측정할 수 있다. 구취를 판별하는 3대 지표로 수소(H_2), 황화수소(H_2S), 메틸메르캅탄(CH_3SH)이 있다. 각 지표는 다음과 같은 구취 관련성을 갖는다. 먼저 수소는 호흡기와 장 대사와 관련한 구취이고, 황화수소는 생리적 구취(설태, 치면 세균막 등)와 관련되며, 메틸메르캅탄은 병리적 구취(치주염, 치주낭, 치주 질환 관련 구취)와 관련된다. 흡연자나 구취가 심한 분들은 이상의 3가지 지표를 간단하게 측정할 수 있으므로 측정 후에 구취의 원인을 확인하고 근본적인 치료와 병행하면서 구강 청결제를 사용하기를 권장한다.

필자가 소속한 대학의 대전한방병원에 구취 측정 장비가 설치되어 있다. 예비실험 단계로, 흡연 직후 이 장비를 이용해 구취 상태를 측정하고, 필자의 연구팀이 제조한 구강 청결제를 1회 사용한 후, 3가지 구취 개선 효과를 확인한 결과, 2가지 항목은 100% 구취가 제거되었고, 1가지 항목은 약 67%의 제거 효능이 확인되었다.

향후 본격적인 제품의 효능 평가를 위해 대규모의 실험 참가자(연령, 남녀, 흡연 유무, 치주 질환 유무 등으로 구분)를 모집해 체계적으로 실험·검증할 계획이다. 이 평가를 위해 요구되는 기관생명윤리위원회(IRB, Institutional Review Board) 심의를 통과했다. 아울러, 참가자들을 대상으로 한 제품에 대한 설문조사와 표적집단면접(FGI, Focus Group Interview), 그리고 SNS 인플루언서의 평가를 거쳐 제품을 검증한 후 식약처의 인허가를 통해 시장에 출시될 예정이다.

08
식곤증과
알칼리수

점심을 먹고 난 후 따뜻한 실내에서 30분 정도 지나면 졸리기 시작한다. 직장인과 학생들에게는 너무나 괴로운 시간이다. 수업 시간에 선생님 말씀은 꿈속을 맴돈다. 오죽하면 세상에서 가장 무거운 것을 눈꺼풀이라 하겠는가. 직장인들은 점심 식사 후 회의 시간이 제일 괴롭다. 부장님의 말씀은 꿈과 생시를 오가고 눈꺼풀은 점점 무거워지고 그러다가 자기도 모르는 사이에 고개가 숙여지며 꾸벅꾸벅…. 이것이 바로 식곤증이다. 특히 고속도로 졸음운전은 매우 위험천만하다. 식곤증은 일종의 생리현상인데, 왜 생기는 것일까? 그리고 해결 방법은 없는 것일까. 지금부터 이러한 궁금증과 해결책을 찾아보자.

식곤증은 식사 후 혈액의 이동, 호르몬 작용, 그리고 혈액의 산성화 과정이 복합적으로 작용된 결과로 나타난다. 먼저, 식사를 하면 장의 활발한 운동을 위해 혈액이 장으로 집중되면서 뇌에 혈액과 산소가 부족해지기 때문에 뇌가 휴식을 필요로 하게 된다. 이런 증상으로 뇌에 산소가 부족해져 하품이 난다.

두 번째, 음식물의 트립토판 아미노산이 세로토닌(Serotonin)이라는 행복 호르몬을 유도하고, 뇌에서 분비되는 수면 유도 호르몬인 멜라토닌(Melatonin)이 분비되면서 수면을 유도하게 된다. 세 번째, 혈액의 산성화로 인한 졸음인데, 이 과정은 다음과 같다. 식도를 거쳐 위로 넘어온 음식물을 소화시키기 위해 강력한 위산이 분비되는데, 위산은 염산 성분으로 pH 1.6 정도로 매우 강한 산성이다. 분비된 위산이 음식물과 섞여 소화를 시킨다.

여기서 우리는 위산인 염산의 생성과정을 먼저 이해할 필요가 있다. 우리가 섭취하는 소금, 물, 그리고 이산화탄소가 반응해 위산(HCl)과 가성소다($NaHCO_3$)가 생성된다. 위산은 위 속에서 음식물을 소화하는 데 사용되고, 가성소다의 중탄산(HCO_3^-)는 혈액으로 들어가 혈액의 pH를 조절하는 데 사용된다.

그런데 식사 후 대략 30분 정도가 경과하면 위장에서 췌장으로 음식물이 넘어가기 시작한다. 이때 음식물은 강한 위산과 혼합되어 산성으로 갖게 되는데, 위 보호막이 이 강한 산의 공격을 막아 위벽을 보호하게 된다. 그러나 장에는 이런 보호막이 없다. 따라서 췌장에서 산성의 음식물을 다시 중화시켜줄 필요가 있다. 산을 중화시키면서 완충작용을 하는 성분이 바로 앞에서 설명한 가성소다의 중탄산과 탄산염(HCO_3^-, CO_3^{2-})이다.

가성소다의 중탄산이 췌장에서 음식물을 중화시키는 데 사용되고, 반대로 염산은 혈액으로 들어가 일시적으로 혈액을 산성화시킨다. 이때 잠이 올 수 있다. 식곤증은 이상의 복합적인 요인이 작용해서 일어나는 생리현상이다.

따라서 식사 후 음식물이 위에서 장으로 넘어갈 즈음인 식후 30분에서 1시간 사이에 가벼운 스트레칭과 환기를 통한 산소를 공급하거나 알칼리수를 마시면 식곤증을 해결하는 데 도움이 된다. 특히 식후 장거리 운전자들은 창문을 주기적으로 열어 실내의 축적된 이산화탄소를 내보내고 신선한 공기의 유입을 통한 산소를 얻을 수 있도록 환기가 필요하며, 아울러 알칼리 수를 옆에 두고 자주 마시면 안전을 위한 운전의 집중력을 높일 수 있다.

09
생수 판매 금지
시절

우리나라 생수 시장은 2014년 6,849억 원이었으나 2020년에는 1조 4,353억 원으로 2배 이상 성장했다(유로모니터 자료). 그러면 우리나라에서 생수라고 불리는 먹는 샘물은 언제부터 시판되었을까? 2021년을 기준으로 할 때, 약 27년 전인 1994년 3월 16일, 정부는 당시까지 금지되었던 생수의 국내 시판을 공식 허용한다고 발표했다. 국내에서 생수 개발이 시작된 1975년 이래 20여 년 만에 내린 결정이었다. 생수 개발 이후 20여 년 동안 생수 판매를 둘러싼 우여곡절이 많았다. 2018년 3월 22일자 〈한겨레〉 신문 '역사 속 오늘' 강민진 기자의 기사를 토대로 당시 상황을 재구성해보면 다음과 같다.

지금은 누구나 자유롭게 생수를 구입해서 마실 수 있지만,

1980년대에는 국내에서 생산·시판되는 생수는 오직 국내에 거주하는 외국인에게만 판매가 허용되었다. 국내 생수 판매의 시작은 1976년 미군 부대에 납품한 '다이아몬드 정수'였다. 내국인을 대상으로 한 생수 판매는 법적으로 금지되었다. 1970~1990년대까지 생수의 판매가 허용되기 전인 1970~1990년대까지 대부분의 국민들은 수돗물을 끓여 마시거나, 맥반석 등을 이용한 낮은 수준의 정수 과정을 거쳐서 마시거나, 일부에서는 수질이 확인되지 않은 지하수를 마셨다. 내국인을 상대로 생수를 판매한 생수 회사는 처벌을 받기도 했다.

지금의 기준과 상식으로는 이해할 수 없는 일인데, 그렇다면 그 당시 정부는 왜 국민에게 생수를 사 먹지 못하도록 했을까? 그 주된 이유는 '사회계층 간 위화감을 조성한다'는 것이었다. 그 당시 우리나라 경제 규모와 국민 정서가 그런 상황이었다.

1988년 서울올림픽 기간 동안 정부는 외국 선수들이 국내 수돗물의 수질에 대해서 불안해 할 수 있다는 이유로 국내에 있는 외국인들에게 생수 판매를 한시적으로 허용했다. 그러다 올림픽이 끝나자마자 다시 생수 판매를 금지시켰다.

그러나 올림픽 이후 낙동강 페놀오염과 같은 몇차례 수돗물 수질오염 사고가 발생했다. 이 계기로 수돗물에 대한 불신과 깨끗한 물에 대한 국민의 요구가 높아지게 되었다. 이러한 사회적 분위기에서 1991년 9월, 정부는 생수 시판 허용을 고려하고 있다고 밝혔다. 그러자 '빈부 격차에 따른 위화감 조성', '수돗물 정책

포기'로 비칠 수 있다는 우려 등 많은 논란이 일었다. 정치권과 정부, 교수 등 관련 전문가, 생수업체, 환경 단체 등 각각의 주장들이 이어졌다. 생수 회사들은 판매 금지에 대한 위헌성 여부를 묻는 소송을 제기했고, 오랜 논란 끝에 대법원은 1994년 3월 8일에 생수 판매 금지 무효 판결을 내렸다. 재판부는 판결문에서 "생수 판매 금지 조처는 국민의 깨끗한 물을 자신의 선택에 따라 마실 수 있는 헌법상 국민의 행복추구권을 침해하므로 무효"라고 밝혔다. 아울러 재판부는 "이 고시 내용은 생수 제조업체들에 대해 헌법상 보장된 영업 사율을 침해한 것"이라고 덧붙였다. 대법원의 판결로 올림픽 이후 시작된 생수 판매 금지를 둘러싼 사회적 대립과 논란은 7년 만에 종지부를 찍게 되었다.

한편, 정부는 생수에 대한 대중 광고 전면 금지와 함께 약수, 이온수, 생명수 등 소비자를 현혹시킬 수 있는 제품명을 사용하지 못하게 하고, 광천 음료수로 표기하도록 했다. 또, 생수 용기에는 반드시 제조 연월일과 수원지를 표시함은 물론, 제품에 들어 있는 칼슘, 마그네슘 등의 함량을 표시하도록 하는 등의 법적 규제를 마련했다. 이로써 우리 국민들도 정부의 관리를 받은 깨끗한 물을 합법적으로 마실 수 있게 되었다.

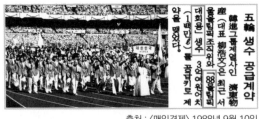

출처 : 〈매일경제〉 1988년 9월 10일

10
국내외 유명 생수 이야기

전 세계에서 생산·시판되는 생수는 수천 종인데, 국가마다 수십 종 또는 그 이상의 생수 브랜드가 있다. 유럽에서만 1,800여 종 이상의 생수가 생산된다.

필자가 대학에서 '물과 인간생활' 강의 중 수업의 일환으로 워터 카페(Water Cafe)를 학기마다 오픈한다. 워터 카페는 수강생들을 4명 단위의 조로 편성해 세계 모든 생수를 대상으로 각 조가 원하는 1가지 생수를 선정하고, 그 생수에 대한 수질, 수원지, 생수 역사, 효능 등에 대해 조사한 후, 시음할 수 있는 생수와 설명을 담은 판넬 등을 준비해 오픈했다. 그러고 나서 수강생들은 자유롭게 각 카페를 방문해 준비된 각국의 다종다양한 생수를 시음하면서 물맛과 생수에 대한 정보를 상호 공유하고 토론하는 시간을 갖도록 했다. 클래스별 15개 내외의 카페가

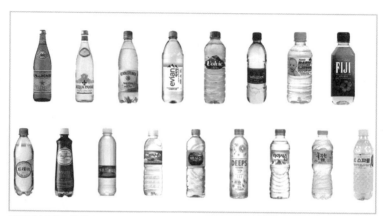
다양한 브랜드의 생수

오픈되었으며, 소개된 생수는 미네랄워터, 탄산수, 해양 심층수, 빙하수 등으로 주로 유명한 브랜드 위주의 생수가 소개되었다.

이렇게 필자가 15년 동안 워터 카페를 진행하면서 얻은 국내외 주요 생수에 대한 수원지 정보와 역사, 수질 특성, 효능 등을 독자 여러분과 공유하고자 한다. 미네랄 함유량을 비롯한 수질 자료는 필자가 직접 분석한 자료로서 해당 회사에서 제공한 자료와는 다를 수 있다는 점을 밝힌다.

삼다수 이야기

우리나라에서 가장 많이 판매되는 삼다수는 청정 지역인 제주도 화산 암반층의 지하수다. 필자의 연구진은 수년 전에 제주 삼다수의 먹는 샘물 영향조사 평가를 했기에 삼다수에 대해 자세히 연구할 기회가 있었다. 삼다수는 제주 중산간 지역 땅 밑 수백 미터 아래에 있는 지하수를 개발해 생산하고 있다. 인간 활동의 영향이 미치는 지역에서의 수자원은 다양한 오염원과 밝혀지지 않은 오염물질 등으로 인해 수질 보호가 매우 어렵다. 제주 중산간 지역은 농장, 목장, 생활 오염 시설이 없는 청정구역으로서 수원지가 이런 천혜의 깨끗한 환경을 유지하고 있다는 것이 삼다수의 가장 큰 장점이다.

제주도는 화산 분출로 생성된 현무암 지질로 구성되어 있다. 현무암은 용암 내 함유된 화산 가스가 빠져나가면서 생성된 크고 작은 구멍이 많은 암석이다. 따라서 땅 밑에서 지하수가 공극(孔隙)이 큰 현무암 지층을 흐를 때는 치밀한 암석에서보다 더 빠른 속도로 이동하게 된다. 빗물의 pH는 평균 5.6 정도의 산성인데, 땅 밑으로 스며들어 지하수가 되면 암석 틈을 따라 오랜 시간 천천히 흐르면서 화학 반응을 일으켜 알칼리성으로 진화한다. 이 과정에서 다양한 천연 미네랄이 추출되는 것이다.

그러나 제주도 다공성 현무암은 다른 견고한 암석층과 비교할 때, 지하수의 흐름 속도가 빠르므로 물과 암석의 화학적 반응시간이 충분하지 못해 상대적으로 미네랄 추출이 낮을 수밖에 없다. 이 때문에 삼다수의 TDS(총용존고형물질)[1]가 54mg/L로 낮은 편에 속한다.

비록 삼다수의 수질 특성상 미네랄 함량이 높지는 않지만, 수원지가 자연보호구역으로 청정하며, pH 7.4의 약알칼리성이어

---

1) TDS[Total Dissolved Solid : 물속에 녹아 있는 총고형물질(미네랄)]

서 담백한 물맛을 지니고 있다. 삼다수는 화산암 지질에서 특성적인 미네랄인 마그네슘(Mg), 칼륨(K), 실리카(Si) 성분이 칼슘(Ca), 나트륨(Na) 성분과 적절한 균형을 이루고 있다.

트레비와 초정 탄산수

충북 청주시 초정리는 탄산 약수로 유명한 곳으로, 세종대왕께서 질병 치료를 위해 오랜 기간 초정리에 머물렀다는 역사적 기록이 있다. 시중에 판매되는 초정 탄산수는 이 지역에서 산출되는 탄산 원수에 인공적으로 탄산가스를 추가 주입해 탄산의 농도를 높였다. 초정 탄산수는 pH 4.58의 산성이며, TDS는 205mg/L로 칼륨, 나트륨, 중탄산이 주요 미네랄 성분이다.

반면 트레비는 인공 탄산수로, TDS가 139mg/L로 미네랄 농도가 높은 편은 아니며, pH 4.6으로 산성의 특성을 보인다. 국내산 100% 천연 탄산수는 생산·판매되지 않는다. 그 이유는 국내 천연 탄산의 대부분은 철분과 불소의 함량이 높아 음용수로서는 부적합하며, 탄산의 함량이 낮아서 소비자의 요구에 못미치기 때문에 상품성으로 가치가 높지 않기 때문이다.

딥스

해양 심층수로 해수면 200m 아래의 청정 해수를 채취해 다양한 공정을 거쳐서 탈염 후, 다시 일정량의 미네랄을 첨가하는 제조 공정을 통해 경도(硬度) 200과 150짜리 2가지 종류로 생산·

판매된다. 해양 심층수는 나트륨과 마그네슘 함량이 높다. 국내 해양 심층수로 딥스 외 천년동안, 보헤나 등이 있다. 해양 심층수에 대해서는 뒤에서 더 자세히 다룰 것이다.

백산수

백두산 주변 내두천 화산암 지역 해발 670m 청정원시림보호구역에서 용출되는 용천수가 수원이다. pH 7.19로 중성에 가까운 약알칼리성이다. TDS는 70.9mg/L로 높지는 않지만, 미네랄 특성으로 실리카(Silica) 함량이 20.5mg/L로 높은 편이다.

제주 용암수

제주도 해안가 바닷물이 용암이 굳어져 형성된 다공성 현무암층으로 스며들어 지하에 형성된 물로서 pH 8.99로 알칼리수이며, TDS가 384mg/L로 해수의 미네과 현무암층 지하수의 미네랄이 혼합되어 나트륨(64.9mg/L), 칼륨(22.1mg/L), 황산염(162 mg/L), 염소(57.1mg/L) 성분이 높은 함량을 보인다.

풀무원, 아이시스, 스파클

풀무원, 아이시스, 스파클을 비롯한 대부분의 국내 생수는 pH 7 내외로 화강암과 화강편마암 지질로 구성된 지역을 수원지로 두고 있어 수질 성분이 대부분 유사하며, 칼슘과 중탄산이 주요 성분이다.

국내 먹는 샘물(생수) 수질 성분

(단위 : mg/L)

브랜드명	pH	총 미네랄 (TDS)	칼슘 (Ca)	나트륨 (Na)	마그네슘 (Mg)	칼륨 (K)	실리카 (Si)
풀무원	7.40	83.3	13.4	6.91	1.91	0.59	10.8
아이시스	8.24	164	21.9	16.8	6.30	0.40	11.0
백산수	7.19	70.7	4.31	8.45	4.12	2.82	20.5
스파클	6.46	207	36.0	12.2	7.46	1.72	10.5
삼다수	7.41	54.0	3.36	6.17	2.68	2.35	12.9
제주용암수	8.99	384	7.97	64.9	8.09	22.1	0.25
딥스	6.71	282	6.36	7.21	20.5	5.82	0.11
초정 탄산수	4.58	205	19.7	13.0	4.22	2.10	7.23
트레비워터	4.60	139	22.5	3.79	5.22	1.28	6.36

(단위 : mg/L)

브랜드명	불소 (F)	염소 (Cl)	황산염 (SO4)	인 (PO4)	질산염 (NO3)	중탄산 (HCO3)
풀무원	0.13	4.60	2.62	불검출	8.50	53.4
아이시스	0.52	5.80	14.3	0.08	6.08	110
백산수	0.66	0.95	2.63	0.26	1.92	51.9
스파클	0.25	13.2	9.56	불검출	2.68	145
삼다수	0.50	5.78	1.31	0.22	1.33	32.0
제주용암수	0.01	57.1	162	0.01	0.05	18.3
딥스	0.00	66.7	29.8	0.01	0.01	3.05
초정 탄산수	0.11	20.5	11.5	불검출	4.68	41.2
트레비워터	0.06	7.01	9.33	불검출	10.9	32.0

에비앙 이야기

전 세계적으로 가장 많이 판매되는 에비앙은 스위스와 프랑스 국경지대의 레만호를 끼고 있는 조그만 도시 에비앙(Evian)에서 산출되는 지하수다. 알프스 산간 넓은 지역에 걸쳐 빗물이 땅속으로 스며든 후, 빙하 퇴적층을 수십 년 동안 흘러서 에비앙 지역에서 솟아나는 물이다. 에비앙은 pH 7.68로 약알칼리성이며, TDS가 419mg/L로 미네랄이 비교적 풍부하다. 주요 미네랄인 칼슘과 마그네슘의 농도가 각각 78.8mg/L와 26.7mg/L로 3:1 비율의 균형을 이루고 있다. 중탄산 역시 358mg/L로 풍부하다.

물맛은 칼슘과 약알칼리성으로 단맛을 느낄 수 있으며, 입안에서 볼륨감을 느낄 수 있다. 워터 카페에서 에비앙을 처음 마셔 보는 학생들 대부분은 "물맛이 좀 이상하네"라고 했다. 국내산 생수나 수돗물의 물맛과는 다르므로 이러한 반응이 있을 수 있다. 물맛은 물속에 녹아 있는 미네랄과 가스의 종류와 함량에 의해 달라지는데, 생수 내 미네랄과 가스의 함량은 수원지의 지질에 주로 영향을 받는다.

넓은 의미에서 우리나라는 국토의 약 70%가 화강암(화강편마암등 포함) 지질로 구성되어 있어 대부분 생수(지하수)와 수돗물이 연수 내지는 약한 센물에 해당해 특별한 물맛이 없는, 깨끗한 맛 또는 담백한 맛이다. 따라서 우리나라 사람들은 대부분 이런 담백한 물맛에 익숙해져 있고, 아울러 정수기 물을 많이 마시기 때문에 특별한 맛이 없는 맹물에 익숙해져 있다. 따라서 미네랄이 비교적 풍부한 에비앙과 같은 물을 처음 마시면 평소 마시던 물맛과 다르기 때문에 심한 경우 물맛이 이상하다고 느낄 수 있다.

필자의 경우, 오랜 기간 다양한 종류의 물을 마셔본 경험이 있어 물맛을 통해 물 브랜드를 어느 정도 구분할 수 있다. 우리나라와는 다르게 유럽의 지질은 퇴적암과 석회암층이 주를 이루고 있어 대부분의 생수가 미네랄이 풍부하고 수원지별로 차별성 있는 물맛을 보인다. 그리고 에비앙은 끓이지 않고 생수로 마시는 것을 추천한다. 커피나 티를 위해 끓이게 되면 물속에 녹아 있는 칼슘과 마그네슘이 탄산칼슘과 같은 하얀 형태로 생겨날 수 있으므로 끓여 마시는 것은 추천하지 않는다.

페리에(Perrier)와 게롤슈타이너(Gerolsteiner) 이야기

독일 서부 화산지역 에펠(Eifel)에서 산출되는 게롤슈타이너는 천연탄산 미네랄수다. 1888년 처음으로 취수한 이래 세계 3대 탄산수로 꼽힌다. 미네랄 함량은 1L당 2,500mg의 칼슘과 마그네슘을 함유하며 중탄산도 풍부해 약산성이 특성이다. 이 물을 마시면 혀에 약간 까칠한 느낌이 든다. 이는 칼슘과 마그네슘이 만들어내는 탄산칼슘의 미세한 잔류물의 느낌이다. 게롤슈타이너의 탄산은 소화 작용을 촉진하며, 장내 운동을 활발하게 해 변비 해소에 도움이 된다. 또한, 칼슘이 풍부해 골다공증에도 도움이 된다. 프랑스산 페리에는 pH 5.37로 약산성이며, TDS 568mg/L로 미네랄 함량이 높은데, 주요 성분으로는 칼슘 158mg/L, 중탄산 394mg/L를 함유한 천연 탄산수로 국내 카페에서 인기가 있다. 하지만 요즈음에는 페리에나 게롤슈타이너 탄산수에 라임과 같은 과일향을 첨가하거나 인위적으로 탄산을 추가 주입해서 판매되기도 한다.

아쿠아파나(ACQUA PANNA)

이탈리아 토스카나 지역 청정한 아펜니노 산(해발 1,128m) 자연보호구역 안에 수원지가 있다. 아쿠아파나는 로마 시대 때부터 알려진 오래된 역사를 가지고 있다. 아쿠아파나는 매년 세계 50대 베스트 레스토랑을 후원하고 있으며, 이 물을 제공한다고 한다. pH 8.11로 약알칼리성이며, TDS 173mg/L로 유럽의 다른 생수와 비교할 때 미네랄 함량이 높지 않으나, 칼슘, 마그네슘, 나트륨, 중탄산, 황산염 등의 미네랄이 적절한 밸런스를 가진 물이다.

피지워터

남태평양 피지(FIJI)제도의 청정한 환경인 비티레부(Vitilevu) 섬의 화산암 지대에서 솟아나는 천연 미네랄수다. 피지 워터는 우리나라 삼다수와 같이 화산섬에서 산출되고 청정한 지역에서 생산된다는 공통점이 있다. 수질 특성은 pH 7.37로 중성에 가까운 약알칼리성으로, 특징적인 미네랄은 실리카 성분이 41.5mg/

L로 상당히 높으며, 중탄산 함량도 180mg/L로 높은 농도다. 칼슘, 마그네슘, 나트륨, 칼륨 성분이 골고루 함유되어 있어 미네랄 밸런스가 좋은 물에 속한다.

휘슬러

캐나다 빙하수로 캐나다에는 큰 규모의 빙하가 로키산맥을 비롯해 곳곳에 두꺼운 층을 형성하고 있다. 휘슬러는 브리티쉬 콜롬비아(BC)주 해안산맥 빙하 퇴적층 지하수다. 빙하수는 대자연의 청정한 환경의 이미지로 상품을 부각시키며 휘슬러의 TDS는 51.9mg/L로 미네랄 함량이 높지 않은 편이며, 칼슘과 중탄산이 주요 성분이다.

오지베이비(Aussie Baby)

호주산으로 청정 지역인 블루마운틴 해발 1,300m에 위치한 천연동굴에서 나오는 알칼리수다. 어린 아기의 분유를 타 먹는 물로 적합하다고 광고하고 있다. pH 7.5로 약알칼리성이며, TDS 282mg/L로 칼슘(60.9mg/L)과 중탄산(253mg/L)이 풍부하며, 마그네슘과 나트륨, 실리카도 균형 있게 함유되어 있다.

볼빅(Volvic)

프랑스 오베르뉴 화산 지대의 청정한 자연 공원지가 수원지로, 화산 암반층을 통과한 지하수로 TDS 179mg/L의 칼슘, 마그네슘, 나트륨, 칼륨이 적절한 미네랄 밸런스를 가진 물이며, 음이온으로 중탄산이 풍부하다.

해양 심층수 이야기

시중에는 다양한 국내외산 해양 심층수가 판매되고 있다. 해양 심층수는 어떤 종류의 물이며, 일반 생수와는 어떻게 다른지, 성분 구성상 인체에는 좋은 물인지 등 궁금증이 많을 것이다. 필자는 대학에서 해양 심층수 연구를 위해 국내 ○○해양 심층수 회사와 양해각서(MOU)를 맺고, 강원도 고성의 심층수 연구센터와 기업의 생산시설을 방문하는 등 연구 차원에서 교류한 바 있다. 우리나라 해양 심층수는 강원도 고성 일대에서 동해 바닷물을 취수해 생산하고 있다.

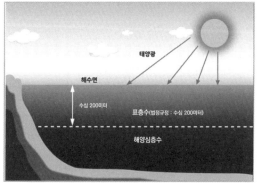

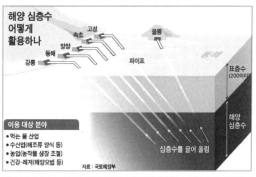

해양수산부의 해양 심층수 정의는 다음과 같다. 해양 심층수는 태양광이 도달하지 않는 수심 200m 이상의 깊은 곳

해수면 200m 아래 태양 빛이 도달하지 않는 심층수와 동해에서 해양 심층수를 취수하는 개념도

출처 : 〈중앙일보〉, 2014

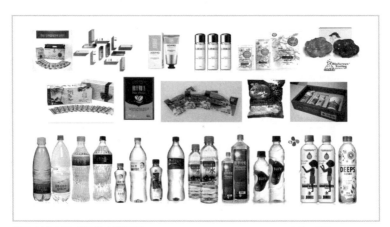

해양 심층수를 활용한 식음료품　　　　　　　出처 : 해양수산부, 2019

에 존재해 유기물이나 병원균 등이 거의 없을 뿐 아니라 연중 안
정된 저온을 유지하고 있으며, 해양식물의 성장에 필수적인 영
양염류가 풍부하고 장기간 숙성된 해수 자원이다. 해양 심층수
는 저온안정성, 청정성, 균형성, 부영양성, 숙성성 등의 5가지 특
징을 가진다.

　미국과 일본에서는 1970~1980년대부터 해양 심층수의 수질
에 기반한 활용성에 주목하기 시작해, 1990년대부터 식음료, 수
산양식, 화장품, 의료 분야 등의 산업 분야로 확대했다. 우리나
라에서도 해양수산부가 2005년 강원도 고성군에 해양 심층수
연구센터를 건립했다. 2008년 정부는 강릉 정동진·양양·고성·
울릉 일대 8곳에 해양 심층수 취수 해역을 지정했다. 강원도 고
성은 해양 심층수를 지역의 주력 사업으로 다양한 관련 제품 개

국외 먹는 샘물(생수) 수질 성분

(단위 : mg/L)

브랜드명	pH	총 미네랄 (TDS)	칼슘 (Ca)	나트륨 (Na)	마그네슘 (Mg)	칼륨 (K)	실리카 (Si)
오지베이비	7.50	282	60.9	6.65	11.9	0.59	11.6
휘슬러	7.10	51.9	10.0	1.82	0.94	0.66	3.31
볼빅	7.63	179	13.1	12.7	8.64	6.54	15.1
아쿠아파나	8.11	177	32.4	6.94	6.09	0.94	3.49
피지워터	7.37	242	22.9	19.8	19.1	5.14	41.5
에비앙	7.68	419	78.8	6.76	26.7	1.08	6.79
페리에	5.37	568	158	9.62	3.48	1.02	5.51
산펠리그리노	4.99	856	161	32.0	49.8	2.32	5.51
게롤슈타이너	5.83	1,637	303	112	93.7	14.2	23.2

(단위 : mg/L)

브랜드명	불소 (F)	염소 (Cl)	황산염 (SO$_4$)	인 (PO$_4$)	질산염 (NO$_3$)	중탄산 (HCO$_3$)
오지베이비	0.03	3.49	3.12	불검출	2.68	253
휘슬러	0.01	2.06	6.90	불검출	0.19	29.0
볼빅	0.15	17.4	8.63	0.25	8.27	82.4
아쿠아파나	0.02	8.00	20.6	불검출	2.64	111
피지워터	0.19	10.9	6.84	0.35	5.22	182
에비앙	0.05	10.8	13.7	불검출	3.96	358
페리에	0.06	20.8	22.0	불검출	8.87	394
산펠리그리노	0.35	53.5	415	불검출	3.26	64.1
게롤슈타이너	0.20	42.8	43.2	불검출	4.40	1,556

발 등 사업 활성화에 노력하고 있다.

해양 심층수의 생산 과정을 보면, 동해 심층에서 취수한 바닷물 원수는 증발법, 이온교환법, 역삼투법 등 몇 가지 공정을 거쳐서 미네랄을 분리 추출함으로써 미네랄이 거의 없는 물로 만든다. 분리된 미네랄은 해양 심층수 소금으로 판매하며, 해양 심층수는 정수된 물에 추출된 미네랄을 적당한 비율로 투입하고 맞춤형으로 경도를 조절해 제품화한다. 일반적으로 해양 심층수는 마그네슘이 풍부하다. 마그네슘이 풍부한 해양 심층수를 이용한, 다양한 질병 치료에 대한 임상실험이 진행되어왔다. 공통으로 고혈압, 고지혈, 당뇨, 항염 등에 효과가 있는 것으로 보고되고 있다.

11

세계 3대 기적의 물

프랑스 남부의 루르드 샘물, 독일의 노르데나우 물, 멕시코의 트라코테 물이 세계 3대 기적의 물로 알려져 있다. 국내 방송에서도 루르드 샘물과 노르데나우 물에 대해서 여러 차례 방영된 바 있는데, KBS 〈생로병사의 비밀〉 '자연이 준 보약 - 물' 편에서 방영된 바 있으며, 이후 SBS와 채널A에서도 방영된 바 있다.

방송 내용을 중심으로 기적의 물에 대한 사연을 알아보자. 프랑스 남부 작은 도시 루르드(Lourdes)에는 전 세계에서 많은 사람들이 끊임없이 찾아들고 있다. 1858년 베르나데트(Bernadette) 소녀가 우연히 찾게 된 마사비엘 동굴(Grotte de Massabielle)에서 성모마리아의 출현을 보고 성모마리아가 지시하는 대로 땅을 파니 그곳에서 물이 솟아났다고 한다. 이 물의 치료 효과가 알려지면서 기적의 루르드 샘물로 불리게 된 것이다. 루르드 샘물은 종양과 난치병을 치유하는 것으로 알려지면서 세계 각지에서 사람들이 찾아오고 순례지로도 유명해 연간 약 600만 명이 방문하고 있다. 병을 치료하기 위해 이곳을 방문하는 사람들은 장기간 머무르면서 치료하며, 루르드 샘물을 마시고 완치된 사람에게는 완치 증명서를 발급하고 있다. 그러나 완치된 사람보다는 완치를 기다리는 사람이 더 많은 것이 현실이다.

독일 프랑크푸르트 북쪽 800km에 있는 작은 마을 노르데나우는 매년 50만 명의 사람들이 치료 목적으로 찾아오고 있다고 한다. 이곳은 1992년부터 폐광에서 흘러나오는 물이 특유의 치유 효과가 있다고 알려지면서 그 물이 기적의 물이라고 해서 많은 사람이 찾고 있다. 이 물이 국내에서도 수입·판매되고 있는데, 500mL에 무려 15,000원의 고가에 팔린다.

프랑스와 독일 연구소에서 루르드 샘물과 노르데나우 물의 수질을 분석한 결과, 둘 다 pH 7.9~8.1 범위의 약알칼리성이며 칼슘의 함량이 높은 특성을 보였다. 그 외 특별한 성분은 확인되지 않았다고 한다. 다만 루르드 샘물은 게르마늄의 함유량이 높은 것으로 알려져 있고, 노르데나우 물은 활성수소를 많이 함유한 물로 알려져 있다. 물속의 게르마늄이 암이나 여러 질병을 치료할 정도의 효능을 발휘하기 위한 필요한 농도에 대해서는 현재까지 명확하게 알려진 연구 결과는 없다.

만병의 원인인 활성산소를 제거할 수 있는 활성수소의 효능에 대해서도 과학적인 연구 결과가 명확하지 않은 상태다. 현지 의

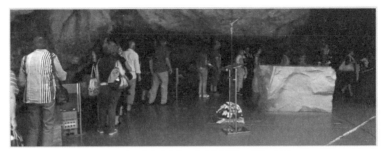

루르드 샘물 동굴 입구 – 많은 사람이 줄을 서서 입장하고 있는 모습
출처 : SBS 〈일요 특선 다큐멘터리〉, 2014년 8월 23일 방송분

학자들도 기적의 물로 병을 치유하는 메커니즘을 의과학적으로 설명하기에는 한계가 있다고 한다. 필자의 견해로는 물을 마시는 것과 동굴에서의 명상, 그곳에서 생겨나는 믿음에 대한 에너지 등이 종합적으로 질병 치료에 영향을 미치는 것이 아닐까 한다.

멕시코의 작은 마을 트라코테의 우물인 '트라코테의 물'도 치료 효능이 있다고 알려진 샘물로, 한때는 연간 800만 명 이상이 찾는 명소였지만, 지금은 물의 효능이 불확실하다고 해서 찾는 사람이 거의 없다고 한다.

물의 질병 치료에 대한 효능이 과학적으로 증명되지 않은 상태에서 이런저런 주장을 통해 기적의 물로 포장되는 경우가 많다. 수소수, 자화육각수, 알칼리환원수 등 다양한 형태의 물이 만병을 치유한다는 내용은 과학적 증거가 부족한 부분들이 많기에 이에 대한 무조건적인 맹신은 경계할 필요가 있다.

12
약수터 폐쇄 사건

도시 주변 등산로를 따라가다 보면 종종 약수터를 만나곤 한다. 그리고 도심 중심지에도 민방위 급수시설이라는 용도로 ○○ 생수 등의 약수터가 있다. 우리나라는 예로부터 좋은 물을 약의 개념으로 생각해 청정 지역에서 흘러나오는 물을 약수라고 칭했다. 다중의 시민이 이용하는 약수터는 해당 지역 보건환경연구원 등에서 분기별로 수질검사를 통해 적합 시 음용을 개방하고, 불합격 시 폐쇄하거나 생활용수로만 사용하기를 권장한다.

등산로를 따라 설치된 약수터는 주로 지하에서 흐르던 물이 암석 틈 사이를 통해 지표로 유출되는 물로서, 전공 용어로는 '중간 유출수'라 한다. 산 능선에 있는 약수터는 청정한 지역으로 인간 활동과 관련한 특별한 오염원이 없다고 보면 약수의 수질은 대체로 양호할 것이다. 다만, 약수는 지표에 노출되어 있으므로 주변에 서식하는 크고 작은 동물들의 배설물 등이 약수로 흘러 들어가면 오염이 될 수 있으며, 세균류에 의한 오염에도 취약하다. 장마철에는 많이 늘어난 유량으로 미세한 점토질 성분이 유입될 수 있어 탁도(濁度) 등도 우려된다.

대도시 공원 등에 개발된 약수터는 전쟁과 가뭄 등 상수도를 이용할 수 없는 국가 비상시를 대비해 해당 지역 주민들이 최소한의 생활을 할 수 있는 물을 확보하기 위한 '민방위 비상급수시설'로서, 암반 지하수를 개발해 지자체별로 관리하고 있다. 그러나 도심 지하수는 지하에 거미줄처럼 널려 있는 하수도관, 정화조, 주유소의 지하 저장탱크 등 눈에 보이지 않는 오염원들이 수질을 위협하고 있다.

필자가 사는 대전의 중심지 공원에도 암반 지하수를 개발해 ○○생수라 불리는 민방위 비상급수시설이 있는데, 공원 내 트래킹 코스가 있어 많은 시민이 찾는 곳으로 시민들이 운동 후 갈증 해소를 위해 생수를 마시고 가까운 주민들은 물을 받아가기도 한다. 필자도 학생들을 데리고 매 학기 수질 측정을 위한 실습 장소로 이용했다. 그런데 어느 날, 수질오염으로 음용 불가 공고와 함께 폐쇄되었다. 참으로 안타까웠다. 도심임에도 불구하고 비교적 양질의 수질로 많은 시민이 오랫동안 애용해왔던 생수였는데, 폐쇄되니 실망감이 매우 컸다. 도심권에서 양질의 지하수를 확보하기가 쉽지 않고, 확보하더라도 오랜 기간 양질의 수질을 유지하는 것 또한 쉽지 않은 일이다.

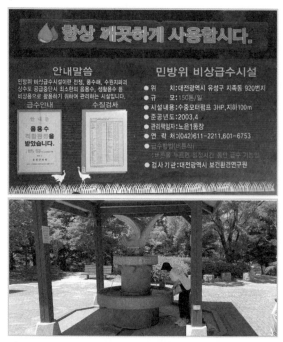

대도시 공원에 개발된 민방위 ○○약수(생수)로 불리는 민방위 비상급수시설

태아에서 백 세까지, 당신의 건강한 물 이야기

물 과학과
사유

우리가 물을 실용적으로 이용하기 위해서는 물의 과학적 본질을 이해하는 것이 매우 중요하다. 더불어 물의 흐름과 움직임이 우리에게 주는 메시지를 통해 우리가 사유할 수 있는 삶에 대한 통찰과 지혜를 함께 나눌 수 있다면, 이 책을 읽는 또 다른 기쁨이 되지 않을까 싶다.

01
물의 순환 여행

지구 표면의 75%를 차지하는 물의 대부분(99.3%)은 바닷물과 빙하의 형태이고, 인간이 직접 사용할 수 있는 담수인 지표수와 지하수는 0.7%에 불과하다. 지구 생성 이후 물은 수십억 년 동안 지구 표면에서 끊임없이 움직이며 이동하고 있다. 바닷물을 포함한 지표의 물은 태양열에 의해 증발되어 구름이 되고, 응축된 구름은 비가 되어 지표면에 도달하며, 지표면에 도달한 빗물은 경사면을 따라 흘러 하천과 강을 이루거나 호수를 만든다. 또 일부는 지하로 스며들어 지하수가 된다. 땅 밑으로 스며든 물은 풀과 나무의 뿌리를 통해 흡수되어 초목의 생명수가 되고, 흡수된 물은 또 잎을 통해 대기로 발산된다. 추운 지방에 내리는 강수는 눈이 되어 만년설이나 빙하를 형성하기도 한다.

지하로 스며든 물은 땅 밑에서 매우 느린 속도로 암석의 틈을 따라 이동하다가 지표면으로 다시 솟아 나오기도 하고, 바다로 유출되기도 한다. 하천과 강물, 호수의 물은 중력에 의해 높은 곳에서 낮은 곳으로 흘러서 궁극에는 바다로 들어가고 바닷물의 표층수는 또 증발되어 구름과 비가 되는 끊임없는 물의 이동 과정을 겪는데, 이를 '물의 순환'이라고 한다.

이러한 물의 순환 과정에서 물은 존재하는 형태에 따라 각자 다른 수질 특성을 갖게 된다. 바닷물은 염분이 많은 소금물이며, 빗물은 미네랄이 거의 없는 증류수와 유사한 약산성 물이고, 땅에 떨어진 빗물은 지표면을 따라서 이동하거나 지하로 스며들어 토양, 암석과의 화학적 반응을 통해 각기 다른 수질 특성을 갖게 된다. 즉, 물은 접하게 되는 토양의 성분이나 암석의 종류에 따라 알칼리성의 인체에 유익한, 미네랄이 풍부한 물로 진화되기도 하고, 반대로 유해 중금속을 함유하는 산성수가 되기도 한다.

또한, 물은 지하 깊은 곳으로 이동해 뜨거운 열원(잔류 마그마 또는 방사성 붕괴에 의한 열)을 만나면 뜨거운 온천수가 되기도 한다. 그리고 땅속 깊은 곳의 CO_2 저장고에서 CO_2 가스가 상승해 지하수와 반응하면, 사이다와 같이 톡 쏘는 맛의 천연 탄산수가 되기도 한다. 이러한 물의 순환 과정에서 우리 인간은 수질 요건을 따져 사용하고자 하는 용도에 따라 먹는 물, 생활용수, 농업용수, 공업용수 등으로 이용한다.

물은 우리에게 웅장함, 아름다움, 청정함을 선사하기도 하고,

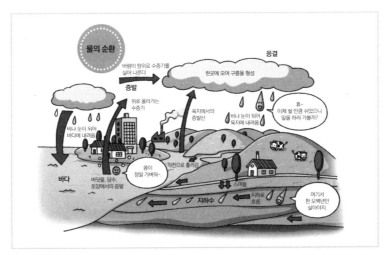

지구상에서 물의 순환 여행　　　　　　　　　　　출처 : 한국수자원공사

때로는 난폭한 얼굴로 다가온다. 유럽의 지붕이라고 불리는 융
프라우요흐(Jungfraujoch)의 빙하와 만년설의 웅장함, 캐나다
로키 산맥의 평화롭고 아름다운 호수, 설악산 계곡의 명경지수
계곡수 등 아름답고 건강한 물의 형태를 보여주지만, 화가 나면
홍수, 쓰나미 같은 큰 재난의 주체가 되기도 한다.

02
물의 기원

    2,600여 년 전 고대 그리스의 철학자 탈레스(Thales, BC 624~ 545)는 '만물의 근원은 물'이라고 했다. '물은 경험적으로 파악된 물질적 질료로, 스스로 변화하며 다양한 만물을 형성한다'라는 유물론적 관점에서 세계 구성 물질의 근원이 물이라고 설명했다. 만물의 근원인 지구상의 물은 어디서 기원했을까? 태초의 물에 대해 알아보자.

    〈파퓰러 사이언스(Popular Science)〉 2015년 1월 판에 '지구가 품은 물의 기원을 찾아서'라는 제목의 글이 게재되었다. 지구 표면의 약 75%를 덮고 있는 물의 기원에 관한 기사인데, 지구상의 물의 기원은 크게 지구 내부 발생설과 우주 유입설의 2가지 설이 있다.

    먼저, 지구 내부 발생설은 지구 생성 초기에 뜨거운 지구는 수억 년간 지표면의 화산 활동이 일어나면서 지구 내부에서 많은 양의 수증기가 지표면으로 빠져나왔으며, 뜨거운 지구가 서서히 식으면서 수증기는 응축되어 구름이 되고 구름은 비가 되어 엄청난 양의 폭우가 오랫동안 지속되었다는 것이다. 이 폭우가 지표 지형을 따라서 강과 호수를 이루고 바다를 형성했다는 설이다.

두 번째는 우주 유입설로, 1986년 루이스프랑크(Lewis Franc) 교수(미국 아이오와대)의 주장으로, 지구 물의 원천은 혜성이라는 것이다. 41~38억 년 사이에 혜성이 지구로 떨어짐으로써 물의 기원이 되었다는 설이다. 혜성은 주로 휘발성 성분, 얼음으로 구성되어 있어 지구에 물을 싣고 왔다는 것이다. 그 후 1996년 NASA는 혜성, 소행성에서 떨어져 나온 유성에 의해 물이 지구에 유입되었다는 설을 주장했다. 그러나 2014년 8월, 혜성 탐사선인 로제타호의 데이터 등에 의해 혜성의 물과 지구의 물은 중수소[2] 동위원소비에서 서로 다르다고 주장해서 물의 기원을 혜성이라기보다는 소행성으로 보기도 한다.

지구의 물이 어디에서 왔건, 생명체의 원천인 물의 존재로 인해 지구 태초의 생명체는 약 36억 년 전 바다에서 단세포 생물로 시작된다. 물로부터 지구상의 생명체 진화가 시작되었다. 지금 내가 마시는 한 잔의 물은 새롭게 태어난 물이 아니라 지구 태초의 물이 수십억 년을 거쳐서 대기와 땅 바다를 순환하면서 지구상의 모든 생명체의 생명수가 되었던 물인 것이다.

---

2) 중수소 : 물 분자는 산소(O)와 수소(H)로 구성되며, 수소는 원자번호 1번으로 3개의 동위원소(^1H, ^2H, ^3H)를 가진다. 같은 수소이지만, 원자의 핵에 중성자 수가 1개 많아 중수소(^2H)라고 지칭하며, 무거운 수소란 뜻으로 안정한 동위원소에 해당된다. 원자력발전소에서 많이 발생한다는 삼중수소는 ^3H로 중성자가 2개가 더 많아 불안정한 방사성동위원소다.

03
물 구조의 신비

물의 신비로운 본질에 대해서 알아보자. 물은 100℃에서 끓고, 0℃에서 얼게 되며 맛, 냄새, 색이 없는 액체이고, 모든 물질을 녹일 수 있는 용매다. 물의 화학식은 H_2O로 수소 이온(H^+) 2개와 산소 이온(O^{2-}) 1개가 화학적으로 결합하고 있다. 이들의 결합은 '수소 결합'이라는 특수한 결합을 하는데, 이것이 물이 지구 생명체의 원천이 되는 출발점이다.

그러면 수소 결합이란 무엇일까? 간단하게 설명하면, 다음 그림과 같이 산소 이온(O^{2-} 음이온) 1개에 수소 이온(H^+ 양이온) 2개가 105°의 각도로 붙어 있는데, 좌우 대칭의 모양이 아니라 수소 이온이 한방향으로 쏠려 있어서 쏠린 방향은 양(+)의 성질이 강하고, 반대편은 산소 이온이 음이온이므로 음(-)의 성질이 강해 전기적으로 양극성을 띠게 된다(그림 참조).

따라서 물은 전기적으로 양(+)과 음(-)의 성질을 모두 갖게 되는 양극성의 성질을 갖게 되고, 양극성 특성으로 물 분자들은 자기들끼리 전기적으로 결합할 수 있게 되어, 크고 작은 물 분자 덩어리(클러스터)를 형성한다. 물론 오각수와 육각수도 양극성의 물 분자가 자기들끼리 가장 안정적인 형태를 이루기 위해 전기적으로 결합해 나타난 결과물이다.

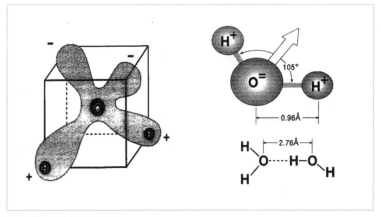

물 분자의 수소 결합 개념도

출처 : www.britannica.com/science/water/Physical-properties

물의 끓는 점이 100℃로 높은 것은 물 분자들이 결합해 큰 덩어리를 이루고 있기 때문에 이들이 서로 결합력을 끊고 기화하기 위해서는 그만큼의 많은 에너지가 필요하기 때문이다. 신비한 물의 성질에 대해서는 다음 장에서도 계속 이어진다.

04
물은 왜 일정한
형태가 없을까?

　물은 담는 그릇에 따라 형태가 결정된다. 즉, 물은 스스로 일정한 형태를 이루지 못한다. 왜 그럴까? '물은 액체니까 당연히 형태가 없고 흐를 것이다'라고 생각했기에, 아마도 독자 여러분의 대다수는 이를 너무도 당연한 사실로 여겨 왜(Why)라는 의문을 가지고 이 현상에 접근해보지 않았을 것이다. 이제 그동안 너무도 당연하다고 받아들인 현상인, 물이 왜 일정한 형태가 없는지에 대해 과학적으로 알아보자.

　앞에서 설명한 바와 같이 물 분자는 양극성(+, -)을 가지므로 자기들끼리 결합이 가능해 크고 작은 물 분자 덩어리(클러스터)를 형성할 수 있다. 이러한 물 분자들은 끊임없이 움직이면서 결합과 분리, 재결합을 반복한다. 물이 특정 클러스터로 결합해 존재하는 시간은 놀랍게도 너무나 짧은 시간인 10^{-12}초(1조 분의 1초)라는 찰나(0.031초)보다 훨씬 더 짧은 시간에 불과하다. 즉, 물은 끊임없이 움직이면서 기존의 형태를 파괴하고 새로운 형태의 물 덩어리를 형성하게 된다. 우리는 10^{-12}초의 시간을 물의 라이프 사이클(Life cycle), 또는 물의 수명이라고 할 수 있다.

따라서 너무도 빠른 그들의 움직임으로 액체인 물은 일정한 형태로 지속해서 존재할 수 있는 시간적 여유가 없으며, 결합 자체가 강한 결합이 아니기 때문에 일정한 형태를 유지할 수 없는 것이며, 또 높은 곳에서 낮은 곳으로 위치 에너지의 차이(중력)에 따라 흐르게 되는 것이다. 그러나 물을 얼리면 고체가 되어 강한 공유 결합을 통해 비로소 일정한 형태를 유지할 수 있게 된다(그림 참조). 그리고 고체가 되는 과정에서 열린 사면체 구조(Open tetrahedral structure)를 형성함에 따라 부피의 팽창이 일어나 액체 상태의 물보다 밀도가 낮아진다. 즉, 얼음은

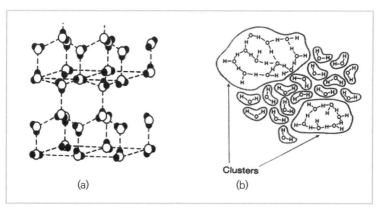

고체 얼음의 구조(a)와 액체 물 분자 클러스터(b)
출처 : Gray, 1973 ; Nemethy and Scheraga, 1962

물보다 가벼워 북극이나 남극에서 바다 표면 위로 얼음이 떠다니는 것이다.

물은 액체, 고체, 기체 상태 모두 존재하므로 지구상에 생명이 살 수 있는 환경이 조성된 것이며, 비, 홍수와 가뭄과 같은 기상 변화를 초래하는 것이다.

05
지구상에서
물이 사라지는 경우

만약 지구상에서 물이 없어진다면, 지구상 생명체는 모두 사라질 것이다. 그렇다면 지구상에서 정말 물이 사라질 수 있을까? 이러한 가정에 대해서 여러분은 아마도 지구 종말을 몰고 올 거대한 운석의 충돌에 의한 물의 증발이나 천체 운동의 변화와 같은 규모의 거대한 충격을 상상할 수 있을 것이다. 필자가 이러한 극단적인 가정을 하는 의도는 물의 본질적 특성을 과학적 기반에서 설명하고, 물 분자의 신비로움에 대해서 독자 여러분과 공감을 나누고자 하는 데 있다.

앞에서 설명한 바와 같이 물은 수소 결합으로 수소-산소-수소의 결합이 105도 각도를 형성하므로 양극성을 가진다고 했다. 그런데 만약 다음 그림과 같이 수소-산소-수소가 180도 대칭을 이룰 경우를 가정하면, 우리는 매우 놀라운 현상에 직면하게 된다.

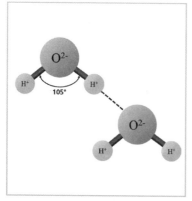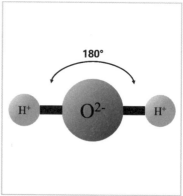

산소와 수소가 105도로 결합하는, 이른바 '수소결합'으로 물 분자는 양극성(+, − 전극)을 가진다.

만약 산소와 수소가 180도 각도로 대칭 형태의 결합을 가정한다면, 물은 전기적으로 중성의 무극성 분자가 된다.

물 분자의 수소−산소−수소 좌우 대칭을 이루는 경우, 물 분자는 극성이 아닌 무극성 분자(전기적으로 중성)가 될 것이며, 물 분자가 극성을 가지지 못하게 되면, 물 분자들끼리의 결합이 불가능하게 되므로, 물 분자는 단일분자로만 존재할 수 있고, 큰 물 분자 덩어리(클러스터)로는 존재하지 못하게 된다. 단일분자의 물은 끓는 점이 매우 낮아지기 때문에 지구 표면의 물은 태양열에 의해 모두 증발해 지구 표면에는 물이 없는 상태가 될 것이며, 생명체가 살 수 있는 필수 조건인, 물, 대기, 오존층의 3가지 요소 중 1가지 요소를 만족시키지 못하므로 지구상에서 생명체는 존재할 수 없을 것이다.

따라서 물의 수소결합과 그로 인한 양극성의 물 분자는 물 분자끼리의 결합을 통해 크고 작은 클러스터(덩어리)를 형성하기 때문에 물의 끓는 점이 100℃로 높아 태양열에 의한 증발에 한계가 있기 때문에 지표면에는 풍부한 물이 존재하게 된다. 아울러 대기로 증발된 수증기의 물분자들은 서로 전기적 끌림으로 뭉쳐져서 큰 물방울로 무거워지게 되면 다시 비와 눈으로 땅으로 돌아오게 된다. 궁극적으로 물의 수소결합이 지구상에서 생명 탄생에 근본적 질서가 되는 것이다. 자연의 질서는 알면 알수록 참으로 오묘하다.

06
불균형의 다이내믹

물은 높고 좁은 계곡에서 출발해 낮고 넓은 하천과 강을 따라 흐르면서 궁극적으로는 망망한 바다로 흘러 들어간다. 여기서 독자 여러분에게 물이 높은 산 계곡에서 좀 더 낮은 하천과 강으로 흐르는 현상에 대해 과학적인 설명을 요구한다면, 어떻게 답할 수 있을까? 가장 먼저, '중력'이라고 답을 할 것이다. 물론 지구상의 모든 물질은 중력에 의해 지구의 중심으로 향하는 경향을 보인다. 또 다른 답은 열역학 제2법칙을 따른다는 것이다.

열역학 제2법칙은 '에너지(열, 전기, 위치)는 높은 준위(High potential)에서 낮은 준위(Low potential)로 흐른다'라고 쉽고 간단하게 정의할 수 있다. 아주 쉬운 예를 들어보자. 공기가 가득 찬 고무풍선에 바늘구멍이 생기면 어떤 현상이 일어나는가? 고무풍선 내의 공기가 바늘구멍을 통해 조금씩 빠져나와 풍선이 납작하게 된다. 빠져나온 공기는 대기 중으로 확산되어 흔적도 없이 사라질 것이다. 이러한 현상이 열역학 제2법칙이다. 고무풍선 내부의 공기 압력이 풍선 바깥쪽의 대기압보다 높은 상태이므로 바늘구멍을 통해 높은 압력에서 낮은 압력 쪽으로 공기의 이동이 일어나는 것이다. 열역학 제2법칙은 이렇게 자발적(자연적)으로 진행된다. 풍선 밖으로 나온 공기는 대기 중으로 무한대 확산되는데, 이런 현상을 엔트로피(Entropy : degree of disorder 무질서도)의 증가라고 한다.

물의 흐름도 열역학 제2법칙을 따라서 위치 에너지가 높은 산지 계곡에서 출발해 위치 에너지가 낮은 하천과 강을 따라서 저 넓은 바다로 흘러간다. 물은 바다에서 잠시 쉬었다가 또 다른 새로운 여행을 시작하는 것이다. 사람이 죽어서 흙으로 돌아가거나, 높은 산이 오랜 시간을 통해 깎이고, 깎여진 돌은 흙이 되어 얕은 계곡에 쌓이는, 이러한 현상들이 모두 열역학 제2법칙이다. 핵에너지가 붕괴되는 것도 같은 원리다. 원자에서 핵의 에너지가 너무 크면 불안정해져서 붕괴 과정을 거치면서 방사성 에너지(알파선, 베타선, 감마선, 엑스선)를 방출하고, 보다 낮은 에너지 상태가 되면서 안정적인 원소로 되려는 것이다.

그러면 대자연의 법칙인 열역학 제2법칙의 궁극적인 결과는 무엇인가? 에너지가 높으면 불안정(Unstable)하다. 그래서 에너지를 소모하고 낮은 상태로 되어 안정(Stable)하고자 하는 것이다. 이러한 과정을 통해 에너지 또는 물질 사이에 평형(Equilibrium)을 이루려는 자연의 자발적 과정(Spontaneous proc-ess)이다. 균형을 이루는 과정에서 많은 변화를 수반하게 된다. 만약 세상 모든 것이 평형(균형)을 이루고 있다면, 아무런 현상이 일어나지 않는다. 바람도 불지도 않고, 비가 내리지도 않고, 물이 흐르지도 않고, 화산 폭발이나 지진도 일어나지 않고, 에너지의 흐름이 없는 정체 상태가 될 것이다. 그러나 대자연은 항상 불균형의 다이내믹이다. 불균형에서 균형으로 다시 불균형으로 영속적인 변화를 통해 진화하고, 그 과정에서 대자연은 많은 변화를 수반하고 때로는 격동적 현상을 일으킨다. 이러한 자연의 변화 속에 인간은 적응하면서 살아가는 것이다.

자연의 현상과 달리 우리 인간의 삶은 어떠한가? 우리는 이 세상에 태어날 때 아무것도 가지지 않은 빈손으로 태어나 성장하고, 교육을 받고, 꿈을 키워 부자가 되길 희망하고, 높은 관직이나 지위로 출세하려는 욕망을 가지고 살아가는 것이 보편적 삶이다. 그러나 높은 곳으로 가는 길은 좁고 경쟁이 치열해 경쟁자보다 더 많은 노력(에너지)이 요구된다. 자연은 낮은 곳으로 가려고 하지만, 인간은 그 반대로, 보다 높고 좁은 곳으로 달려가려고 애쓴다.

인간은 자연의 법칙을 거슬러 올라 서로가 더 높은 위치로, 더 많은 부를 가지려는 욕망(꿈)의 크기만큼 힘을 쓰며 살아간다. 즉, 노력(에너지)이 필요하며, 무한 경쟁이 있고, 때로는 갈등과 투쟁을 겪어야 한다. 지하에 있는 물을 지상으로 끌어 올리거나 강에 있는 물을 산 중턱으로 올리려면 모터와 같은 동력(에너지)이 필요한 것처럼, 인간도 높은 지위로 가기 위해서는 노력이 필요하다.

하지만 인간은 많이 가지고 지위가 높을수록 불안하다. 재벌들은 높은 담장을 쌓아야 하고, 권력이 있어 지위가 높은 분들은 경호원들의 도움을 받아야 한다. 자기의 지위와 부를 남에게 빼앗기지 않고 지키기 위해서 근심하고 불안해하는 것이다. 반면, 옛날 전통 농촌 시골 가옥에는 잠금장치가 있는 대문이 없거나 형식적으로 만든 싸리문이나 빗장을 친 경우가 많았다. 가난한 농부는 지키고 감춰야 할 것이 많지 않아 집이 개방되어 있어도 마음이 편했던 것이다.

물이 낮은 곳으로 흘러가 안정되고 넓어지는 것처럼, 우리 역시 때로는 비우고 내려놓을 때 마음이 편안해지고 불안과 갈등이 없어지며 여유로워질 수 있을 것이다. 물이 우리에게 주는 교훈은 이어서 소개되는 노자의 '상선약수'에서 계속된다.

07

노자의 상선약수 上善若水

중국 고대 초나라 출신 노자의 《도덕경》에 '상선약수'라는 문구가 있다. '최고의 선은 물과 같다'라는 뜻으로, "가장 좋은 것은 물과 같다. 물은 만물을 이롭게 하고도 그 공을 다투지 않고, 모든 사람이 싫어하는 곳(낮은 자리)에 있다. 따라서 거의 도에 가깝다"라고 기술되어 있다. 노자가 물을 최고의 선(善)이라고 하는 이유를 좀 더 구체적으로 살펴보자.

첫 번째는 수선리만물(水善利萬物)인데, '물은 만물을 이롭게 한다'라는 뜻이다. 물은 모든 생명체의 근원이므로 더 이상 설명이 필요하지 않을 것이다. 두 번째는 유수부쟁(流水不爭)인데, 흐르는 물은 서로 다투지 않고, 물이 흘러오는 순서대로 앞으로 나아간다는 의미다. 산이 가로막거나 바위가 있으면 돌아서 가며, 흐름이 끊어지지 않고 무리하지 않고 서로서로 연결되어 나아

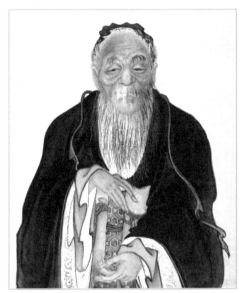

노자의 초상화　　　　　　출처 : 중국 인물 사전

가는 것이다. 세 번째는 처중인지소오(處衆人之所惡)로, 물은 모든 사람이 싫어하는 낮은 곳을 향하기 때문에 최고의 선이라고 할 수 있다. 이는 앞에서 설명한 바와 같이, 낮은 곳으로 향하는 것은 열역학 제2법칙인 자연의 질서를 따르는 것이다.

　우리는 자연스러운 일의 진행을 '물 흐르듯 한다'라고 표현한다. 노자의 가르침과 자연의 법칙은 낮은 곳이 더 편안하고 안정적이라고 가르치나, 인간은 이를 거슬러 남들이 쉽게 오르지 못하는 높고 좁은 곳으로만 가려고 서로 다툰다. 그러다 보니, 세상 모든 갈등과 불협화음이 이로 인해 생겨난다. 물의 흐름처럼 낮아야 넓어지고, 넓어져야만 낮춤의 겸손과 여유를 터득할 수 있을 것이다.

그러나 한편으로 인간은 자연의 법칙에 순응하지 않고 더 높은 곳으로 오르려 하고, 더 많이 가지려는 욕망이 치열한 경쟁을 촉발하면서 오늘날과 같이 거대한 지구 문명의 번영을 이루었다고 할 수 있다. 모두가 낮은 곳에서 경쟁하지 않았다면, 오늘날 우리가 누리는 문명의 혜택은 얻기 힘들었을 것이다. 인류 문명의 번영 과정에서 종족 간, 국가 간의 전쟁, 사회 속에서 인간의 갈등이 있었지만, 피할 수 없는 인류 종족의 생존과 진화의 역사를 이룬 것이 아닐까.

근대 인류는 치열한 경쟁 속에서도 국가적·사회적·개인적 차원에서 절제하고 통제하는 문화가 있었기 때문에 극한의 상황을 피해 오늘날과 같이 세계 공동의 번영 속에서 인류 문화를 유지할 수 있었던 것이 아닐까 생각한다. 즉, 약자에 대한 배려, 소외된 인간에 대한 포용력, 쟁(爭) 가운데서도 절제하는 조화, 불균형 속에서도 균형을 찾고자 하는 지혜가 위대하고 지속 가능한 인류 문명의 원천이 아닐까 생각한다.

08
풍수지리에서 물

　풍수지리(風水地理)는 옛날 우리 선조들이 자연의 현상으로부터 우리 삶의 안전과 평안을 지키기 위한 동양적 지혜로 생각된다. 과거 일각에서 '풍수지리는 미신이다'라고 천시한 풍조도 있었다. 하지만 선조들은 바람, 물, 땅의 이치, 즉 자연의 질서가 우리 인간에게 주는 이로움과 위험성에 대한 이해를 통해 그 질서에 적응하고자 하는 인간의 생존 본능과 사후에도 후손들의 발복(發福)을 기원하는 바람으로 '풍수지리'를 탐구했을 것이다. 오늘날 우리가 기상을 연구하고, 자연재해에 대비하고, 토지를 효율적으로 개발해 이용하는 것과 같다고 할 수 있다. 다만 접근 방법론에서 현대 과학과 차이가 있는 것이 아닐까.

　필자는 한때 '○○풍수지리학회'에 초청되어 수차례 특강을 한 적이 있다. 물론 필자는 풍수지리를 연구하는 학자가 아니다.

특강에서 내가 강의한 내용은 천문과 관련한 지구의 공전과 자전의 원리와 사계절 24절기, 좌청룡 우백호를 파악할 수 있도록 지형도를 보는 방법, 하천의 발달 원리 등 풍수지리를 공부하는 분들에게 필요한 과학적인 지식이었다. 학회의 회장이신 신풍 선생은 풍수지리를 기반으로 예지력이 상당하신 분으로 국가의 중요한 분에 대한 미래를 내다 보는 힘에 크게 놀란적이 있다.

풍수지리에서는 물(강)은 재화를 의미하며, 산은 바람을 막아 준다고 해서 배산임수(背山臨水) 지형을 명당으로 생각해왔다. 조선 시대 수도인 한양도 풍수지리적 관점에서 정해졌다. 현재 경복궁이 위치한 자리는 뒤쪽인 북으로 주산인 북악산과 북한산이 뒤를 받치고 있는 배산(背山), 앞쪽인 남으로는 청계천과 한강이 흐르는 임수(臨水)가 된다. 안산(案山)으로 남산이 자리 잡고, 인왕산이 우백호, 낙산이 좌청룡의 명당 길지에 해당한다. 경복궁의 위치는 태조 이성계와 조선 건국 이념의 설계자 정도전, 당대 고승인 무학대사, 풍수와 관상에 능했던 하륜의 치열한 풍수지리적 논쟁 끝에 정해지게 되었다. 이렇게 정해진 한양은 조선왕조 500년 역사를 거쳐 일제 강점기의 수난을 거쳤지만, 오늘날 대한민

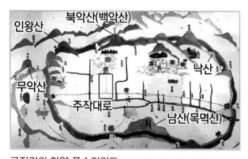

규장각의 한양 풍수지리도
출처 : 안영배 전문기자의 풍수와 삶(동아일보 2016년 11월 23일),
한양 도성도(필사본·서울대 규장각 소장)

국 수도 서울로서 600년 이상 이어지고 있는 것이다.

현대에 와서도 풍수지리가 적용되는 예는 다양하다. 아파트 입지로 좋은 조건은 역세권, 숲세권, 강 조망권, 학군 등인데, 여기서 역세권은 큰길(교통로)로 옛날의 강(물)에 해당하며, 강 조망권은 임수에 해당된다. 숲세권은 배산이 되는 것이다.

필자가 풍수지리학회에서 풍수를 과학적으로 강의했던 내용 가운데 한 가지를 소개하고자 한다. 하천 주변 지역에서 택지를 선택하는 기준으로 강이 휘감아 돌아가는 지역을 풍수지리에서는 길지(吉地)라고 하는데, 그 이유는 화평의 기운이 흐르기 때문이라고 설명한다. 반대로 강이 등지고 돌아가는 지역은 택지로 배척의 기운이 흐르기 때문에 택지(宅地)로 좋지 못한 지역

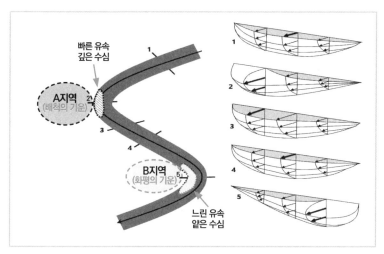

사행 하천 주변에서 풍수지리적으로 좋은 기운의 땅과 나쁜 기운의 땅

으로 설명한다. 놀랍게도 실제로 지형도를 펼쳐서 보면 강이 휘감아 도는 지역에 마을이 많이 발달되어 있고, 반대편에는 마을이나 건축물의 수가 현저하게 적다. 안동의 하회마을도 하천이 감싸는 복주머니 같은 지형 속에 있다. 수백 년 전에 이러한 풍수지리의 관점에서 선택한 택지가 오늘날까지 이어져오는 것이 아닌가 생각된다.

그러면 앞에서 주장하는 풍수지리를 과학적으로 설명해보자. 우리나라는 노년기 지형으로 곧은 하천이나 망상(網狀) 하천보다는 사행(蛇行) 하천의 발달이 우세하다. 사행 하천은 뱀이 기어가는 형상을 생각하면 쉽게 이해될 것이다. 강이나 하천이 꾸불꾸불하게 흘러가는 형태를 말한다. 강 길을 따라서 흐르는 물의 유속(流速)은 강의 형태에 따라서 달라진다. 즉, 강이 휘어지면서 흐를 때 휘어지는 바깥쪽은 유속이 빠르고 안쪽은 유속이 느리다. 우리가 손으로 긴 밧줄을 돌릴 때 손잡이 부분보다 줄의 끝 쪽이 원심력으로 인해 회전 속도가 훨씬 빠른 것과 같은 원리다.

강물은 상류로부터 풍화물인 퇴적물(실트, 점토, 모래)을 뜬 짐 (Suspended sediments) 형태로 실어온다. 이러한 퇴적물의 일부는 강의 유속이 느려지는 곳에서 침전된다. 계속해서 수백 년, 수천 년의 세월이 흐르면 강이 휘어지는 안쪽은 지속해서 퇴적물이 쌓이게 되고 수심이 얕게 된다. 그 결과, 주변 땅은 안정적

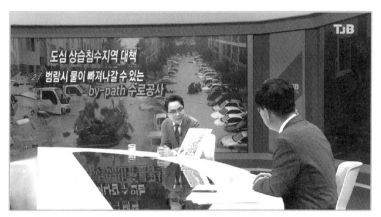

TJB 대전방송에 출연해 정림동 아파트 침수 원인을 설명하는 필자

이다. 반면에 강이 휘어지는 바깥쪽은 유속이 빠르며, 빠른 물살이 강둑을 침식시켜 지반이 약해지면서 수심은 점점 깊어지게 된다. 따라서 주변 땅이 불안정하고 빠른 물살의 기운(에너지)을 계속 받게 되므로 불안정한 땅이 되는 것이다.

이와 같은 원리를 적용할 수 있는 최근의 유사한 사례를 살펴보자. 2020년 대전에서 장마로 물난리가 나서 아파트가 침수되고 인명 피해까지 발생한 재난 사고가 있었는데, 홍수가 난 아파트 부지는 하천이 휘어져 돌아나가는 배척의 지역이어서 하천의 흐름이 센 쪽으로 물이 넘쳐 아파트 쪽으로 몰리면서 침수가 된 것이다. 더 큰 문제는 아파트 우측은 야산으로 가로막혀 있어 넘친 물이 빠져나가지 못한 것인데, 갇힌 지형적 요인과 야산에서 내린 빗물이 저지대인 아파트 쪽으로 몰리면서 하천에서 범람한 물과 합쳐져 침수를 피할 수 없었다. 당시 필자

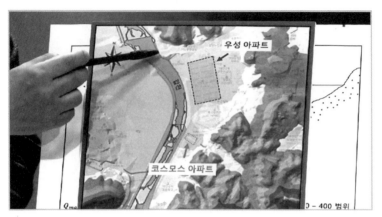

TJB 방송에 출연한 필자가 아파트 침수 원인을 설명하는 모습

는 TJB 대전방송에 출연해 물난리가 난 지형적 및 하천 공학적 이유를 설명한 바 있다.

이렇게 하천 공학적·지형적·지질학적 관점에서 풍수지리의 배척과 화평의 논리를 과학적으로 설명할 수 있다. 이외에 풍수지리에서 주장하는 많은 논리를 과학과 연계해 설명하면, 더욱 명확히 알 수 있는 부분이 많을 것이다.

대전 서구 정림동 물난리는 하천의 흐름과 지형적 안전성에 대한 사전 평가를 통해 위험이 예상되는 지역에 범람 차단벽을 설치하거나, 범람한 물이 빠져나갈 수 있는 우회 수로의 확보와 같은 공학적 기술이 적용되었다면, 침수로 인한 피해를 어느 정도 예방할 수 있었을 것이다. 따라서 정림동 아파트 침수는 자연재해 측면도 있지만, 재해에 대비한 사전 영향조사와 공학적 대비가 소홀했다는 아쉬움이 있다.

09
육각수 이야기

육각수를 인터넷에서 검색하면, 가수 '육각수'가 가장 상위에 뜬다. 1995년 MBC 〈강변가요제〉에서 〈흥보가 기가 막혀〉라는 노래로 금상을 수상한 가수다. 이 가수의 성공과 육각수가 어떤 의미로든 연결되어 있는 것만 같아 육각수라는 팀명을 지어 가요제에 출전하게 된 동기가 자못 궁금하다.

물 구조와 관련한 육각수 이론은 1960~1970년대에 카이스트 교수였던 전무식 박사 등에 의해 처음 제기되었다. 물 분자는 양극성을 가지므로 서로의 결합을 통해 큰 덩어리를 형성한다. 물 분자는 오각형, 육각형, 체인 구조 등 주로 3종의 형태를 이루는데, 사람 인체에 6각 고리 모양의 물 분자가 62%, 5각 고리 모양의 물 분자가 24%, 기타 고리 모양이 14%로 분포된다.

육각수 이론에 따르면 생체의 중요한 작용을 하는 세포나 단백질 주위에는 단단한 구조의 육각수가 주를 이루고, 암세포 주위에는 파괴된(느슨한) 구조의 오각수와 사슬 구조의 물이 많이 분포한다. 이러한 결과가 동물 실험과 임상 실험을 통해 입증되어 한때는 육각수 얼음을 만드는 냉장고가 인기를 얻기도 했다.

육각수는 얼음이 얼기 직전이나 녹은 직후, 순수에 가까운 이상적인 냉각수에서 나온 말이다. 액체의 물이 빙점에서 고체로 결정화될 때 물 분자끼리 결합되고 미네랄과 기타 불순물은 물 분자 밖으로 내보낸다. 즉, 액체 상태에서는 양극성을 띠는 물 분자가 물속에 녹아 있는 미네랄인 양이온 및 음이온과 전기적 결합을 하고 있는데, 이를 수화 작용이라고 한다. 물이 어는 과정에서 이러한 이온 성분 등은 제외되고 물 분자끼리만 결합된다. 이때 물은 자연 정화되어 거의 순수한 물로 이루어진 육각수를 형성한다.

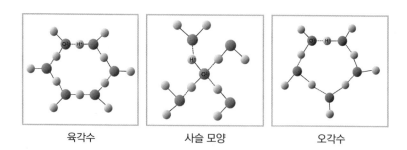

육각수   사슬 모양   오각수

그러나 우리가 마시는 물은 다양한 이온 성분이 용해되어 우리 인체 체액의 성분과 유사한 상태의 수질 조성을 갖는 물이 가장 이상적이다. 아울러 물속의 미네랄이 제거되면 앞에서 설명한 바와 같이 물은 산성화되기 때문에 우리 몸이 좋아하는 약알칼리성의 특성을 잃어버리게 된다. 따라서 육각수를 만들기 위해 냉각시켜 마시는 방법은 단지 순수한 물을 만드는 정수의 개념으로 보는 것이 좋을 것 같다. 인체에서 건강한 세포 주변의 육각수는 액체 상태에서 미네랄과의 결합반응을 통해 형성되므로 냉동 과정에서 생성되는 정수된 육각수와는 차이가 있다.

10
농도 단위 쉽게 이해하기

　우리가 일상생활에서 사용하는 단위는 무게, 길이, 속도, 농도를 가늠하기 위한 경우가 대부분이다. 일상에서 사용되는 단위를 한 번만 제대로 이해하면, 평생 단위의 개념을 몰라서 생길 불편함은 없다. 특히 농도 단위는 우리의 음식물 성분 조성에서 많이 사용되므로 식음료를 구입할 때 성분 비교를 할 수 있어 중요하게 활용된다.

　좀 딱딱한 내용일 수 있으나, 가능한 한 쉽게 설명했으니 농도에 관한 설명을 끝까지 따라와주길 바란다. 농도 단위는 체적 기준과 질량 기준으로 구분한다. 그러나 체적 또는 질량과 같은 개념은 혼란만 가중시킬 수 있으므로 다음의 4가지 단위만 이해하면, 수질을 포함한 일상생활에 활용되는 대부분의 농도 단위를 이해하는 데 큰 어려움이 없을 것이다. 농도를 나타내는 단위는 mg/L, μg/L, ppm, ppb로 4가지다. 우선 mg/L와 μg/L 단위를 알아보자. 국내외 판매되는 모든 생수(먹는 샘물)에는 무기물질(미네랄) 함량을 의무적으로 표기하게 되어 있다. 표기되는 미네랄은 칼슘(Ca), 마그네슘(Mg), 나트륨(Na), 칼륨(K), 불소(F) 등이 해당된다. 예를 들어, ○○생수에 무기물질(미네랄) 함량(mg/L) : 칼슘(Ca) 15mg/L로 표기되어 있다면, 이 정도의 수치는 칼슘이 어느 정도 물에 녹아 있다는 말일까? 그러면 15mg은 어느 정도의 무게일까?

먼저 무게 단위의 상관관계를 주목해보자. 1kg = 1,000g = 1,000,000mg(ppm) = 1,000,000,000μg(ppb)이다. 이 관계만 이해하면 된다. 즉 1mg은 1kg의 100만분의 1의 무게다. 물 1L는 대체로 1kg으로 가정한다. 물론 학술적으로 엄밀히 따지면 다르지만, 일반적 차원에서는 물 1L=1kg으로 가정하면 된다.

그러면 칼슘 15mg/L는, 물 1L(=1kg = 100만mg) 중에서 칼슘이 15mg이 녹아 있다는 뜻이다. 즉 물 무게의 15/1,000,000에 해당되는 칼슘이 물에 녹아 있다는 의미가 된다.

또 다른 예로 ○○생수에 게르마늄 함량이 5μg/L이라면, 1μg은 1kg의 10억 분의 1이다. 따라서 물 무게의 10억 분의 5의 무게로 게르마늄이 녹아 있다는 것이므로 매우 극소량의 게르마늄이 물에 녹아 있다는 의미다.

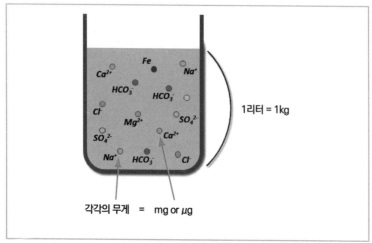

물속에 녹아 있는 미네랄의 농도 단위에 대한 이해를 돕기 위한 그림

그리고 나머지 2개의 단위인 ppm과 ppb는 무게 단위인데, ppm은 100만 개당 몇 개를 의미하는 Parts Per Million의 약자이며, ppb는 10억 개당 몇 개를 나타내는 Parts Per Billion의 약자다. 따라서 100만 분의 1을 의미하는 1mg/L와 1ppm은 유사한 단위이고, 10억 분의 1을 의미하는 1μg/L와 1ppb는 유사한 단위다. 다만 이들 간의 차이는 물과 같이 액체 내 특정 성분이 녹아 있는 농도를 나타낼 때는 mg/L와 μg/L 단위를 사용하고, 암석과 같은 고체 내의 중금속 함량을 표기할 때는 ppm, ppb 단위를 사용한다.

다시 정리하면, 농도나 함량 단위는 1mg/L=1,000μg/L, 1ppm=1,000ppb의 상관성을 갖는다. 그리고 농도 규모의 측면에서는 mg/L=ppm, μg/L=ppb의 관계만 알면 생활 속의 농도와 함량 단위를 이해하는 데는 문제가 없다. 물론 이러한 상관성을 과학적으로 엄밀하게 따지면 동일하지 않다. 그러나 농도에 대한 일반적인 이해를 위해서는 동일하게 보는 것이 편리하다.

여기서 설명하는 단위는 물에 녹아 있는 미네랄뿐만 아니라, 식품과 음료 등에도 적용되므로 알아두면 평생 유용할 것이다.

11
산성수와 알칼리수

　우리가 먹는 음식에는 산성 식품도 있고, 알칼리 식품도 있다. 마시는 물도 마찬가지로 산성수도 있고, 알칼리수도 있다. 우리가 먹는 과일, 음료수, 마시는 물에서 산성과 알칼리는 무엇을 의미하며, 산과 알칼리는 인체에 어떤 영향을 미칠까? 산성과 알칼리에 대한 이해는 어떤 물질의 산성 정도를 나타내는 pH(수소 이온농도)의 이해에서부터 시작된다. 이 pH를 학술적으로 정확하게 이해하기는 쉽지 않지만, 생활 속에서 pH를 이해하면 음식과 물을 대하는 시야가 달라질 것이다.

　자, 그럼 기본적인 것부터 이해해보자. 산이란 수소 이온(H^+)이며, 알칼리란 하이드록실기(OH^-)를 의미한다. 우리가 마시는 물속에는 산(H^+)과 알칼리(OH^-)가 공존하고 있는데, 이를 합치면 바로 H_2O, 물이 되는 것이다. 그래서 물이 산과 알칼리로 나

뉘기도 하고, 또 물 분자로 합쳐지기도 하는데, 이들 관계는 항상 일정한 균형을 이루고 있으며, 물속에 산과 알칼리가 똑같은 농도일 때 물의 pH는 7이 되며 중성을 띤다.

pH의 범위는 0-14이므로 pH 7은 중성이다. 만약 pH가 7 이하로 낮아지면 수소 이온(H^+)의 농도가 높아져 산성이 되고, 반대로 pH가 7 이상이 되면 물속에 알칼리 이온(OH^-)의 농도가 증가해 알칼리성이 된다. 덧붙여 알칼리성 금속 이온이나 산성 이온, 그리고 탄산, 유황 등의 가스가 용해된다면, 물의 산성도가 변할 수 있다. 산과 알칼리의 특성으로 산은 신맛이 나며 거친 느낌이다. 반대로 알칼리는 쓴맛을 내며 미끄러운 느낌을 준다. pH 1, 2, 3은 매우 강한 산성의 영역이고, pH 12, 13, 14는 매우 강한 알칼리성 영역이다. pH 7을 중심으로 6, 5, 4까지는 약산성에서, 산성, 8, 9, 10은 약알칼리성에서 알칼리성으로 분류할 수 있다.

지금까지 산과 알칼리의 기본에 대해 이해를 했다면, 좀 더 나아가 pH가 5인 물과 pH가 7인 물의 산성도 차이는 얼마가 될지 알아보자. 수치상 7과 5는 2의 차이가 있으므로 그 정도 차이일까? 아니다. pH는 로그함수이므로 pH 1단계의 차이는 10배의 산성 또는 알칼리의 농도 차를 보인다. 즉 pH 5와 7 사이에는 수소 이온의 농도가 100배 차이가 나는 것이다.

pH가 한 단계씩 내려갈 때마다 수소 이온(H^+)은 10배씩 증가한다. 반면에 한 단계씩 올라가면 알칼리(OH^-)가 10배씩 증가

한다. 따라서 pH 7인 중성에서 6, 5, 4, 3, 2, 1로 낮아지면 산성도는 10배, 100배, 1,000배, 10,000배, 100,000배, 1,000,000배로 증가한다. 마찬가지로 알칼리도 역시 pH 8, 9, 10, 11, 12, 13, 14로 올라갈수록 10배씩 높아진다.

우리 혈액의 pH가 7.4 정도이므로 강한 산성이나 알칼리성의 물이나 음식, 주류 등을 단기간에 과도하게 섭취하면 앞에서 설명한 바와 같이 혈액의 완충 능력을 넘어서게 되어 세포 탈수와 같은 부작용을 초래하게 된다. 필자가 여러 차례 주장하는 알칼리성의 미네랄워터를 마셔야 하는 이유를 여기서도 찾을 수 있다. 우리가 마시는 일반적인 물은 대부분 pH가 7 내외의 중성에 가깝다. 먹는 물의 수질 기준에서 pH가 5.8에서 8.5의 범위로 정한 것은 강한 산성과 강한 알칼리성의 물은 인체에 좋지 않기 때문이다.

온천수의 대부분이 약알칼리에서 알칼리성이기 때문에 온천욕 후에는 피부가 매끄럽고 촉촉한 느낌을 준다. 앞에서도 설명한 바와 같이 경수(센물)이거나 산성수의 물은 몸을 거칠게 만들기 때문에 피부 미용에 좋지 않다. 빗물과 증류수는 pH가 5~6 정도로 약산성에 속한다.

탄산이 함유된 사이다, 콜라, 맥주의 pH는 어느 수준일까? 이들은 pH 3.0~3.5 정도로 산성에 속한다. 우리가 마시는 중성의 물에 비해 산성도가 대략 만 배 정도 높은 것이다. 우리가 단순히 콜라와 사이다, 맥주 등이 산성이라는 것은 알고 있었지만,

이 정도까지 산성도가 높다고는 생각하지 못했을 것이다. 그래서 맥주를 많이 마시면 속 쓰림과 숙취가 심하며 피부가 거칠어지는 것을 느낄 수 있다. 요즈음은 소주도 알칼리성 소주를 제조해 판매한다. 높은 산성도의 부작용을 알고 있기 때문에 알코올 함량도 낮추지만, 알칼리성 물로 주조하는 것이 우리 인체의 산성화를 막아주고 숙취를 줄여줄 수 있기 때문에 주조회사에서 신경을 쓰는 것이다. 참고로 탄산수는 미네랄 함량에 따라서 산성에서 약산성을 보인다.

　그리고 레몬, 귤, 사과, 커피는 산성이고, 세제, 비누는 알칼리성에 속한다. 음식물을 소화시키고 세균을 억제하기 위해 분비되는 위액은 pH 1.5 정도의 매우 강한 염산이다. 배가 아주 고프면 우리는 보통 "아, 속 쓰려"라고 한다. 이는 분비된 위산이 공복상태에서 음식물 소화에 사용되지 않고 위벽을 자극하기 때문에 속 쓰림을 느끼는 것이다. 위산과다로 인한 위궤양이 있는 경우에 밤에 속 쓰림으로 고통을 겪는다. 저녁 식사 후 3~4시간이 지나면 거의 공복의 상태가 되는데, 이때 분비되는 위산이 위벽의 상처 난 부위를 공격하기 때문에 고통스러운 속 쓰림을 겪는 것이다. 이때 수산화마그네슘과 수산화알루미늄 성분의 알칼리성의 제산제를 먹으면 위산이 중화되어 속이 편하게 된다. 아울러 위산과다로 위장병이 있는 경우에는 산성의 과일, 커피, 탄산음료를 삼가야 할 것이다.

　아울러 암모니아수, 알칼리성 세제 그리고 표백제는 pH 11~

13 정도의 매우 강한 알칼리성이다. 극단의 강산성과 강알칼리성은 인체에 매우 위험하므로 취급 시 주의가 필요하며, 이런 제품은 어린이가 쉽게 뚜껑을 열 수 없도록 푸쉬 앤 턴(Push and Turn) 형태의 안전한 마개를 사용한다. 다음의 그림을 보고 생활 속에서 자주 접하는 물질에 대한 pH 범위를 참고하길 바란다.

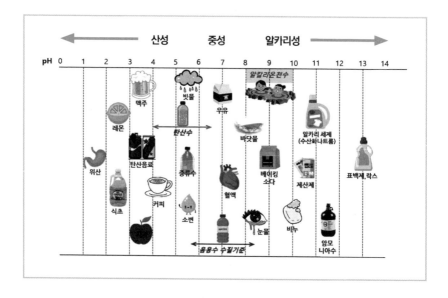

태아에서 백 세까지, 당신의 건강한 물 이야기

12
수질 평가하기

　여러분은 슈퍼마켓에서 자신이 마실 생수(먹는 샘물)를 고를 때, 어떤 기준으로 선택하는가? 필자의 강의를 듣는 학생들을 대상으로 설문 조사를 한 결과, 값이 싼 생수나 익숙한 브랜드를 보고 선택한다고 응답한 학생들이 대부분이었다.

　그러나 앞으로는 선택의 기준을 달리해야 할 것이다. 여러분은 지금부터 생수 수질이나 자신이 선호하는 물맛 등을 기준으로 물을 선택할 수 있는 안목과 권리를 갖기 바란다. 이 책에서 설명하는 물의 본질에 대한 기본적 이해, 즉 산과 알칼리, 미네랄의 종류, 농도 단위 등에 대한 이해가 동반되면, 자신이 원하는 물을 선택할 수 있는 권리를 가질 것이라고 믿는다.

　물은 모든 물질을 녹일 수 있는 용매이므로 물속에는 눈으로 확인이 어렵지만, 다양한 성분이 녹아 있으며 이들이 수질을 좌

우하게 된다. 세부적으로 보면 산소, 이산화탄소, 유황과 같은 가스 종류, 칼슘과 마그네슘과 같은 미네랄 종류, 납, 카드뮴, 수은과 같은 유해 중금속, 농약류 등 각종 오염물질, 대장균과 같은 각종 세균류, 그 외 확인되지 않는 성분 등이다. 전문가가 아닌 한 모든 수질 성분을 이해하기는 어렵다. 따라서 독자여러분들을 위해 단순한 몇 가지 지표를 중심으로 생수의 수질을 이해하고 평가할 수 있는 기준을 제시하고자 한다.

시중에 판매되는 생수에는 미네랄 성분을 의무적으로 표기하게 되어 있다. 그리고 제품 홈페이지에서는 자세한 수질 성분을 확인할 수 있다. 먼저 확인할 수질지표는 pH다. 우리 인체는 약알칼리성의 물을 원하기 때문에 pH 7 이상의 알칼리성의 물을 추천한다. 국내에서 생산·판매되는 생수의 대다수가 지하수인데, 지하수의 pH로부터 추론할 수 있는 수질 관련한 정보는 다음과 같다. 지하수는 산성의 빗물(pH 5.6 내외)이 땅으로 스며들어 암반에서 수십 년에서 수백 년 동안 숙성되면서 오염 물질은 걸러지고 미네랄을 추출하는 과정을 통해 알칼리화된다. 따라서 생수가 pH 7 이상의 약알칼리성에 도달했다면, 암반에서 비교적 숙성된 물로서 적당한 미네랄이 함유되어 있다는 지표가된다. 또한 지하수가 생활 오염원에 의해 오염된다면 산성화될 가능성이 크다. 따라서 지하수가 알칼리성이라면 오염으로부터 비교적 안전하다는 의미다.

다음은 미네랄 함량을 알아보자. 먹는 샘물인 생수에는 칼슘

(Ca^{2+}), 마그네슘(Mg^{2+}), 나트륨(Na$^+$), 칼륨(K$^+$) 등의 농도가 표기되어 있다. 국내 생수의 미네랄 함량 표기에 대한 예를 보면 칼슘(Ca^{2+}) 15.2-20.3 mg/L 이렇게 표기된다. 대부분의 샘물 공장 취수정은 여러 곳이므로 취수정에 따른 성분의 차이를 범위로 표기한다. 대다수 국내 생수의 미네랄 농도는 칼슘 > 나트륨 > 마그네슘 > 칼륨의 순서다. 해양 심층수의 경우에는 마그네슘과 나트륨이 다른 미네랄보다 더욱 풍부하다. 생수 내 주요 미네랄의 농도는 최소 10mg/L 이상을 선택하는 것이 좋다. 여기서 칼슘이 풍부한 물은 단맛을, 마그네슘은 쓴맛을, 나트륨은 짠맛을 느낄 수 있으므로 물맛에 민감한 분들은 특징적인 미네랄 함유량을 확인한 후 선택할 수 있다.

다음으로 우리가 주목할 것은 음이온 상태로 녹아 있는 중탄산(HCO$_3^-$), 탄산염(CO$_3^{2-}$), 황산염(SO$_4^{2-}$), 염소(Cl$^-$), 불소(F$^-$) 등의 성분이다. 음이온 성분은 국내 생수에는 잘 표기되어 있지 않으나, 외국 생수에는 표기된 경우가 많다. 이러한 음이온 성분은 혈액과 세포를 구성하는 전해질 이온과 거의 동일하다. 특히 중탄산은 혈액의 pH를 조절하는 중요한 역할을 담당한다. 불소(F)의 경우 적당히 함유되면, 충치 예방에 도움이 된다. 그러나 기준치 이상이면 치아에 홈터가 생기고 뼈가 약해질 수도 있다. 마시는 물의 수질 기준에서 불소의 함량은 1.5mg/L 이하로 규정하고 있으며, 먹는 샘물(생수)의 경우에는 2.0mg/L까지 허용하고 있다. 만약 생수, 약수, 온천수 중 불소의 농도가

1.0~2.0mg/L 정도인 물을 매일 마실 경우에 충치 예방에 도움이 될 것이다. 충치 발생과 예방에 대해서는 Chapter 02에서 자세히 설명했다.

이외 미량의 광물질(철, 망간, 구리, 바륨, 셀레늄, 게르마늄 등)이 녹아 있으며, 미량의 광물질은 칼슘, 나트륨과 같은 주요 미네랄의 1,000분 1 수준의 낮은 농도로 존재한다. 이들은 비록 낮은 농도지만, 인체의 모든 대사 과정에 참여하는 필수 미네랄 성분이다. 물속에 녹아 있는 미네랄 성분은 인체의 혈액과 세포를 구성하는 이온 성분과 동일하기 때문에 미네랄이 풍부하게 녹아 있는 생수를 선택하는 것이 좋다.

대표적인 오염지표

인간 활동과 관련한 대표적인 생활 오염 성분으로 질산성 질소(NO_3-N)에 대해서 설명하고자 한다. 먹는 물의 질산성 질소의 허용기준치는 10mg/L 이하로 규정하고 있다. 생수의 경우에는 수질 기준에 만족해야 판매되기 때문에 대부분이 기준치보다 훨씬 낮은 농도다. 그러나 등산로의 약수나 대도시 동마다 ○○생수(약수)로 개방된 지하수(민방위 비상용 급수시설)를 음용할 때는 주의해서 살펴봐야 한다. 필자의 연구 결과, 오염되지 않은 신선한 자연수의 경우에 질산성 질소의 농도는 1mg/L 이하를 보인다. 음용수 수질 기준인 10mg/L와 상당한 차이가 있다. 왜 그럴까? 음용수 수질 기준은 기준치 이하의 물은 장기간 마셔도 건강에 문제가 없다는 보건학적 기준에 따라 설정된다.

이 문제를 환경적 기준으로 살펴보자. 질산성 질소는 토양이나 대기 중의 자연 질소가 지하수에 녹아 들어갈 수 있고, 비료, 생활하수, 분뇨, 축산 폐수로부터 흘러 들어갈 수도 있다. 자연 기원 질소의 양은 매우 낮기 때문에 가능하면 질산성 질소의 농도가 0에 가까운 물이 좋다는 것이다. 만약 약수에서 질산성 질소의 농도가 9.8mg/L이라면 음용수 수질 기준은 만족하지만, 오염원에 노출되었을 가능성이 매우 크다.

참고로 질산성 질소(NO_3-N)의 농도가 수질 기준치를 초과한 물을 장기간 음용할 경우, 혈액 속 산소 운반을 방해해 호흡 장애를 유발하게 된다. 이는 어린이들에게 'Blue Baby'라고 불리는 청색증을 유발하며, 심하면 목숨을 잃을 수 있다. 최근에는 암을 유발하는 물질로도 알려져 있다. 우리나라 농촌에서 질소 비료의 과다한 사용으로 지하수 오염이 문제가 되자, 환경부의 국립환경과학원 주도로 이에 대한 대책을 마련하는 중이다. 도시에서는 지하에 매설된 하수관과 정화조에서 오염물질의 누수로 인해 지하수가 질산성 질소로 오염될 수 있다.

대규모 오염 우려 사례를 소개해보겠다. 2015년 초 전국으로 확산된 구제역으로 많은 가축이 생매장되면서 전국에 3,000여 곳의 가축 매립장이 생겼는데, 매립장 주변에 있는 생수 공장의 지하수, 농촌의 식수로 사용되는 지하수, 농작물 생육을 위한 지하수, 그리고 하천수 등의 수질 오염이 크게 우려되어 사회적으

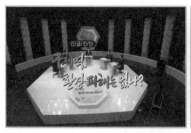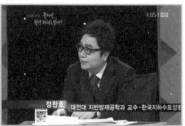

KBS1 〈구제역, 환경 피해는 없나?〉 생방송에 전문가 패널로 출연해 토론하는 필자

로 큰 문제가 되었다. 이때 가장 우려된 오염 성분이 냄새와 세균 외에 질산성 질소, 암모니아성 질소였다. 구제역에 의한 수질 오염 우려가 사회적으로 문제가 되자, MBC, KBS에서 긴급 토론회를 편성해 이 문제를 다루었다. 필자는 2015년 2월, KBS1 방송국에서 긴급 편성한 토론 프로그램에 패널로 참여했다. 저녁 7시부터 9시까지 2시간 생방송으로 진행된 〈구제역, 환경 피해는 없나?〉 프로그램에서 정부 측 주무 장관과 서울대 교수, 그리고 필자와 민주당 국회의원 등이 참석해 정부의 구제역 처리 과정에서 드러난 문제점과 지하수 환경오염 대책 등에 대한 문제를 지적하고 토론한 바 있다.

기타오염물질

폐광산, 산업폐기물 등에서 유래할 수 있는 인체에 유해한 중금속 납(Pb), 카드뮴(Cd), 비소(As), 수은(Hg), 6가크롬(Cr^{6+}) 등은 미량의 농도라도 장기간 음용할 경우, 인체에 축적되어 치명적인 해를 입힐 수 있다. 그리고 환경호르몬이라고 불리는 각종 오염물도 장기간 마실 경우, 여러 가지 부작용을 초래할 수 있다. Chapter 05 '침묵의 살인자'에서 비소와 환경호르몬 등에 대해서 자세히 다루고 있다. 수원지가 자연보호구역이 아닌 경우, 인간 활동과 관련한 수질오염의 가능성은 항상 존재한다. 아울러 지질에서 유래되는 자연 기원의 유해물질로 수질이 나빠지게 되는 경우도 있다. 대표적인 것이 Chapter 05에서 소개될 라돈과 같은 성분이다.

소금과
미네랄 이야기

소금과 미네랄은 인간의 생명 유지를 위해 매일 일정량을 섭취해야 하는 필수성분이다. 미네랄은 우리 인체에서 세포내액과 외액의 전해질을 이루는 주요 이온 성분으로, 항상 일정한 농도가 용해되어 있어야 한다. 미네랄은 인체에서 신경전달체계를 비롯한 여러 대사과정에 관여한다. 아울러 암을 억제하거나 면역력 향상을 위해서도 필요하다. 이처럼 소중한 소금과 미네랄 관련한 역사적·종교적 이야기를 포함한 과학적 내용을 소개하고자 한다.

01

소금의 가치

소금은 인간의 생명을 유지하기 위해 일정량을 매일 섭취해야 하는 필수 성분이다. 소금은 염화나트륨($NaCl$)으로 나트륨은 우리 인체에서 세포 외액의 전해질을 이루는 주요 이온성분으로, 항상 일정한 농도가 용해되어 있어야 한다. 나트륨(Na)은 칼륨(K)과 더불어 신경전달체계에 관여하는 등 인체의 여러 대사 과정에 관여한다. 그러나 과량의 나트륨을 섭취하면 고혈압과 심장병을 유발한다고 알려져 있다. 염소(Cl) 성분 역시 세포 외액의 전해질 음이온으로, 나트륨과 균형을 유지한다. 염소는 신경 흥분 전달에 관여하고, 인체 내에서 수소이온(H^+)과 결합하여 위산인 염산(HCl)을 형성하며, 면역 반응에서 백혈구가 이물질을 공격할 때 사용된다.

의사들은 고혈압 환자에게 저염식으로 소금의 섭취량을 줄이라고 권고한다. 혈압은 심장박동으로 혈액을 밀어낼 때와 수축할 때, 혈관 벽에 가하는 압력을 말한다. 그러면 소금과 고혈압과는 어떤 관계가 있을까? 심장이 수축과 확장(이완)할 때 혈관이 힘을 받게 되는데 수축할 때 최고혈압, 확장(이완)할 때 최저혈압이 된다.

우리가 알고 있는 정상 혈압은 120~80mmHg 범위다. 혈액 내 나트륨 농도가 높아지면 삼투압으로 인체 세포의 수분을 흡수함으로써 혈압이 높아지는 원리다. 즉 혈액 내 일정한 나트륨 농도 이상이 되면, 농도 균형을 맞추기 위해 수분을 흡수함으로써 단위 부피당 나트륨의 농도를 낮추게 된다. 이 과정에서 혈액의 양이 증가해 혈관에 가해지는 압력이 높아지는 것이다.

세계보건기구(WHO)에 의하면, 하루에 성인 기준 소금 섭취량을 5g 이하로 권장하고 있다. 그러나 한국 사람의 소금 섭취량은 식약처 발표를 보면, 2018년 기준으로 하루에 약 8g 정도로 추정하고 있으나, 일부 연구진에서는 된장, 간장, 김치, 젓갈류, 라면, 자장면 등을 즐기는 한국인의 식습성으로 볼 때, 하루 약 12g 정도까지 섭취하는 것으로 추정하고 있다. 특히 한국 식탁에는 조미료로 사용되는 MSG(글루타민산나트륨)의 첨가가 많아 나트륨의 섭취량이 더욱 높을 것이라고 본다. 외식 후 별로 짠 음식을 먹지 않았는데 갈증이 나고 물을 계속 마시게 되는 경우, 이는 음식에 MSG 첨가가 많았기 때문이다. WHO는 과다 섭취된 나트륨은 고혈압, 심장병, 뇌졸중 위험을 키운다고 공식

화한 바 있다. 그러나 소금이 너무 부족하면 저 나트륨 현상으로 혈압이 낮아져 쇼크가 올 수가 있으므로 적절한 나트륨 섭취가 필요하다.

장수 국가로 알려진 독일과 일본의 경우를 보면, 독일인은 소금 섭취량이 하루 20g 정도로 WHO 권장 기준보다 4배나 높은 것으로 알려져 있다. 일본의 장수 마을 사람들도 소금의 섭취량이 높은 것으로 알려져 있다. 고혈압은 나트륨 과다에 의한 부작용보다는 나트륨과 균형을 이루는 칼륨 부족으로 인한 부작용이라고 주장하는 연구자들도 있다. 2017년 갯벌 천일염학술심포지움에서 건강을 위해서는 소금섭취량을 WHO기준보다 더 늘려야 한다는 의견이 제시되기도 했다. 소금은 천연방부제이자 살균제 역할을 해 장내 단백질의 분해산물에 의한 독소 발생을 억제해 장을 보호하는 순기능과 암을 억제하는 등 다양한 의료적 효능에 대한 의견을 제시하면서 WHO의 소금 권장량에 대해 비판적 의견도 많은 편이다.

이러한 찬반에도 불구하고 건강한 사람이 아닌 고혈압이나 심장병이 있는 분들은 소금 섭취 권고 기준을 따를 필요가 있다고 생각한다. 그리고 다양한 미네랄을 함유한 천연 소금을 통한 나트륨 섭취와 MSG를 통한 나트륨의 섭취는 인체에 미치는 영향 측면에서 분명히 다를 수 있다. 참고로 필자의 집 식탁에는 MSG 자체가 없기 때문에 외식을 하게 되면 음식의 MSG 맛에 민감한 편이며, 과다한 MSG를 사용한 음식인 경우에는 갈증과 매스꺼

움, 울렁거림과 같은 불편함을 느낀다. 그러나 독자 여러분들 중에는 MSG를 선호하는 분들도 있을 수 있으며, 대중 음식점에서 모든 손님들의 입맛을 공통적으로 맞추기 위해 가장 간편한 방법으로 MSG를 사용한다. 종종 유럽의 한국 식당(주로 중국인이 운영하는 한국식당) 음식에서 MSG 의존도가 상당히 높은 것을 경험할 수 있다. 외국인들이 그것을 한국 음식의 고유한 맛으로 오해하지 않을까 안타까울 따름이다.

02
소금의 기원

소금은 라틴어로 '급여(Salary)'라는 뜻의 'Salarium'라는 말에서 기원했다. 고대에는 급여(봉급)를 소금으로 준 역사가 있다. 인간은 소금을 얻기 위해 역사상 많은 전쟁을 치렀다. 그만큼 소금은 인간의 생존을 위한 필수품이었다.

그러면 지구상에서 소금은 어떤 과정으로 생성되었을까? 소금의 생성 과정을 이해하려면 수십억 년 전 지구의 역사까지 거슬러 올라가야 한다. 46억 년 전, 지구 생성 초기의 뜨거운 지구는 서서히 냉각되고, 많은 화산 활동이 있었다. 이 화산 활동을 통해 지구 내부의 수증기를 비롯한 다양한 가스가 분출되어 지구 표면으로 뿜어져 나왔다. 뿜어져 나온 가스는 이산화탄소, 염산가스, 황화가스 등의 강한 산성가스였다. 이로 인해 지구의 대기는 산성화되고, 분출된 수증기는 산성의 폭우로 변해 오랫동안 지속되면서 강과 호수, 그리고 바다를 형성하게 된다.

이 과정에서 지표면의 암석은 강한 산성비에 의해 풍화와 침식을 거치면서 각종 미네랄들이 대량으로 용출되어 강과 바다로 흘러 들어가 축적되었다. 이때 화강암의 주요 구성 광물인 사장석으로부터 소금의 주성분인 Na(나트륨)이 대량으로 녹아 바다로 흘러 들어가 소금의 주성분이 된다. 그러면 나트륨과 함께 소금을 이루는 염소(Cl) 성분은 어디에서 기원했을까?

염소는 바로 화산 작용으로 분출되는 염산(HCl) 가스로부터 기원하게 된다. 즉, 나트륨 이온은 사정석이라는 광물로부터, 염소이온은 화산 가스인 염산 가스에서 각각 기원했으며, 이들이 화학적으로 결합하게 되면서 결정체인 소금(NaCl)이 된 것이다. 이러한 소금 성분이 강과 호수를 거쳐서 지속적으로 바다로 흘러 들어가 농축이 되어 바다가 짠 소금물이 된 것이다.

바다가 형성된 초기에는 소금물에 마그네슘, 칼슘, 칼륨, 황산염 등이 나트륨과 같이 높은 농도였으나, 선(先) 캄브리아기 말기(약 5억 7,000만 년 전)에서 캄브리아기로 지나오면서 바다에서 육상으로 식물이 번창하게 되어 대기의 CO_2 가스는 감소하고, 산소의 양이 증가해 산성의 대기 환경이 중성에 가까운 환경으로 바뀌게 된다. 따라서 바닷물도 약알칼리성으로 환경이 변하면서 바닷물 속의 칼슘(Ca^{2+})과 마그네슘(Mg^{2+}) 이온은 탄산염(CO_3^{2-})과 화학 반응을 통해 탄산칼슘으로 침전되어 대규모의 석회암 지층을 형성하게 된다. 이 과정에서 바닷물에는 칼슘과 마그네슘이 크게 감소하고, 나트륨과 염소의 비율이 상대적으로 높아져 현재와 같은 소금이 주성분인 바닷물이 되었다. 한편 바다에서 침전된 큰 석회암층은 지각 융기를 통해 육지화되었다. 그 결과 유럽, 캐나다 등, 세계 여러 곳에서 대규모 석회암층이 확인되는데, 그 지역은 과거 지질 시대에 그 지역이 바다나 호수였음을 시사한다.

03
폴란드 소금 광산

   세계에서 가장 오래된 소금 광산은 폴란드의 크라쿠프 비엘리치카(Wieliczka) 광산으로, 선사 시대부터 개발되었으며, 세계 문화유산 1호로 등재되어 있다. 필자는 2010년 9월에 폴란드의 크라쿠프(Kraków)에서 개최된 제37회 IAH(국제수리지질학회)에 참석하면서 학회 주관으로 이 광산에 다녀온 적이 있다.

   이 광산은 지하 수백 미터까지 180개 이상의 갱도를 뚫어 개발되었으며, 수백 년 소금 채굴 과정에서 생긴 공간 곳곳에 암염(Rock salt)으로 만든 예술작품, 조각품, 예배당, 작은 연못 등이 있다. 광산 내부 자체가 관광자원으로, 연간 80만 명의 관광객들이 찾는다고 한다. 광산 갱도 계단을 따라 천천히 내려가면서 1시간 정도 구경하다 보면 하이라이트라고 할 수 있는 '킨가(Kinga) 예배당'이 나타난다. 예배당은 1896~1963년까지 작업

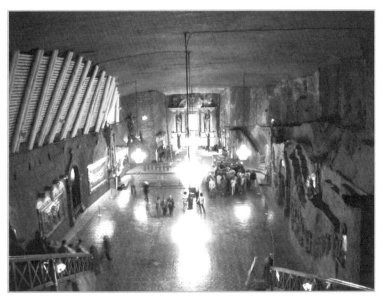

비엘리치카와 보흐니아 왕립 소금 광산의 킨가 예배당

출처 : (CC BY-SA)Cédric Puisney@Wikipedia

이 진행되어 길이 55m, 폭 18m, 높이 12m 규모의 화려한 예배당은 좁고 어두운 지하 소금광산에서의 대반전이였다. 예배당 내 계단, 조각상, 샹들리에 등 모두가 암염을 깎아서 만든 것이다. 킨가 예배당에 대한 사연이 있다. 킨가는 헝가리에서 폴란드로 시집 온 킨가 공주의 이름을 딴 것으로, 이 소금 광산은 킨가 공주가 가져온 지참금으로 채굴되었기에, 킨가 공주를 위해 예배당을 만든 것이라고 한다.

예배당을 지나면 방문객들을 위한 별도의 큰 레스토랑이 있으며, 여기서 학회 주관으로 소금 광산의 기원과 여러 지질학적 특성에 대한 프레젠테이션을 진행했다. 이후 음악 연주와 함께 참석자들의 오찬이 있었다. 참으로 놀랄 만한 지하 소금 광산에서의 특별한 '반전' 경험이었다. 아울러 광산의 암염 치유 효과가 알려지면서 1964년 호흡기 환자 치료를 위한 요양원이 들어섰다고 한다.

폴란드 소금 광산은 과거 지질 시대에 바다였다가 지각 융기로 솟아오르면서 육지화되어 물은 증발되고 소금은 단단한 돌의 형태로 변한 것이다. 이처럼 소금은 바다에서만 생성되는 것이 아니고, 육지의 광산 형태로도 생산된다. 핑크 소금으로 유명한 히말라야 소금도 이와 같은 암염 형태다.

2017년 기준, 전 세계 소금 생산량은 2억 8,000만 톤으로 알려져 있으며, 생산되는 소금의 72% 정도가 암염이다. 해수염은 약 28% 정도다. 소금의 종류와 성분에 대해서는 뒤에서 자세히 설명하겠다.

역사 속의 소금 이야기

구약성경 민수기에는 소금은 신과 인간의 변하지 않는 거룩한 인연, 불변의 약속을 상징한다고 말한다. 그래서 '소금의 계약'이라고 했다. 레오나르도 다빈치(Leonardo da Vinci)의 〈최후의 만찬(The Last Supper)〉은 예수님이 돌아가시기 전날 밤, 12명의 제자와 만찬을 하면서 "너희 중의 한 사람이 나를 팔리라 하시니"(마태 26:21)라고 말씀하셨는데, 이 폭탄 같은 말씀에 대한 12명의 제자들의 반응을 표현한 그림이다. 3명씩 4개 그룹으로 나뉜 제자들은 각기 다른 반응을 보인다. 문제의 유다가 예수께서 자기의 마음을 꿰뚫어 보고 있음을 알고 충격을 받은 모습이다. 손에는 배신의 대가로 받았을 은화 30냥이 담긴 돈 주머니를 움켜쥐고 있으며, 유다 앞에 놓인 소금 병이 넘어져 소금이 쏟아져 나온 모습을 볼 수 있다(그림 속의 원). 불변의 약속을 상

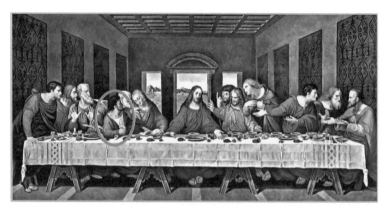

레오나르도 다빈치의 〈최후의 만찬〉 : 돈 주머니를 움켜쥐고 있는 유다와 그 앞에 작은
소금 병이 넘어져 소금이 쏟아진 모습을 볼 수 있다.

징하는 소금을 통해 유다의 배신을 암시한 것이다. 만찬을 마친
후 예루살렘 성 밖 겟세마네 동산에서 '유다의 키스'로 유다는
예수를 배신하게 되어 예수를 십자가의 죽음으로 이르게 한다.

김훈의 소설《남한산성》은 1636년 12월, 청나라가 조선을 침
략한 병자호란을 다룬 역사 소설이다. 압록강을 건너온 청나라
군대가 순식간에 한양으로 들어오자, 다급해진 인조가 한양 도
성을 버리고 남한산성으로 피신해 49일 동안 항전하다가 결국
항복한 삼전도(지금의 송파지역, 나루터) 굴욕의 역사를 다루고
있다. 영화로도 제작되어 2017년에 개봉되었다. 주전파의 대표
김상헌과 주화파 대표 최명길 사이에 전쟁과 화친(항복)을 두고
끝없는 논쟁이 이어지는 가운데, 적에게 포위되어 고립된 산성

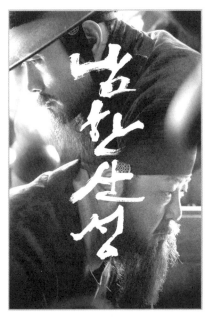

영화 〈남한산성〉

을 지키는 군졸들은 혹독한 겨울 한파와 배고픔을 견뎌야 했다. 극한의 처절한 환경에서 군졸들에게 배급한 끼니는 꽁꽁 언 보리주먹밥 한 덩어리와 간장 반 종지가 전부였다고 김훈은 소설에서 이야기하고 있다. 전쟁 중 군졸들은 생존을 위해 최소한의 음식과 더불어 간장(소금)이 꼭 필요했던 것이다.

몇 년 전, 필자가 속한 대학 의료원에서 연수 차 남한산성을 찾을 기회가 있었다. 멀리 송파가 보이는 산성 담장 위를 따라 걸으면서 병자호란 때 산성마루에서 적을 앞에 두고 추위에 떨며 보리밥 덩어리를 간장에 찍어 먹으며 생존과 죽음의 경계 앞에서 두려움과 절망에 떨었을 조선 군졸들을 상상했던 기억이 난다.

05

어떤 소금이 좋을까?

시중에는 다양한 종류의 소금이 있다. 천연 소금은 해수염과 암염으로 크게 구분되며, 해수염에는 바닷물을 염전으로 끌어와 햇빛과 바람으로 증발시켜 가공하지 않은 굵고 반투명한 결정체의 자연소금인 천일염이 있고, 천일염을 깨끗한 물에 녹여 불순물을 제거하고 다시 가열해 결정시킨 입자가 작고 백색의 눈꽃모양의 결정을 가진 꽃소금이 있다. 정제염은 바닷물을 여과, 침전, 이온교환 등의 과정을 통해 농축시킨 불순물이 없는 순수한 소금이다. 정제염은 대량생산이 가능하고 가격이 저렴한 대신 소금의 성분이 나트륨(Na)과 염소(Cl)로 주로 구성되며, 칼슘, 마그네슘, 칼륨등의 다른 성분들은 대부분 제거되어 있다. 우리나라 서해안 갯벌의 염전과 프랑스 켈랑드 염전에서 생산되는 소금이 대표적인 천일염이다. 그리고 대나무 통에서 구운 죽염 등이 있다. 소금의 성분과 맛, 그리고 효능에 대해서는 여러 가지 주장이 있다. 소금은 미네랄 성분의 미세한 차이가 소금의 맛과 요리에 영향을 미칠 수 있는 이유도 있지만, 실제 효능보다 조금은 과장될 수 있다는 것이 필자의 생각이다.

소금 종류별 미네랄 성분을 비교하기 위해 가장 잘 알려진 소금 7종(신안천일염, 정제 소금, 히말라야 소금, 사해 소금, 프랑스 게랑드 소금, 죽염 2종)을 분석했다. 분석을 위해 각각 1L 증류수에 소금 1g을 따로 넣고 자동교반기를 이용해 30분간 충분히 녹인 후 소금물을 채취했다. 각 소금의 미네랄 성분을 분석한 결과는 다음의 〈표〉로 정리했다.

소금 종류별 주요 미네랄 성분 비교

(단위 : mg/L)

소금 종류	pH	전기전도도 (μS/cm)	칼슘 (Ca)	마그네슘 (Mg)	나트륨 (Na)	칼륨 (K)	황산염 (SO$_4$)	염소 (Cl)
사해 소금	5.89	1,340	0.63	90.4	4.36	134	0.15	392
히말라야 소금	5.47	1,984	3.91	1.42	375	5.69	17.5	620
죽염(3번)	8.59	1,991	1.29	4.60	375	3.93	7.75	625
죽염(9번)	7.61	1,985	0.32	0.02	378	12.6	4.10	628
신안 천일염	5.88	1,863	1.50	5.81	341	2.84	11.3	578
정제 소금	5.73	2,002	0.39	0.21	380	3.44	0.49	637
프랑스 게랑드 소금	6.05	1,940	1.54	5.07	363	1.70	10.7	609

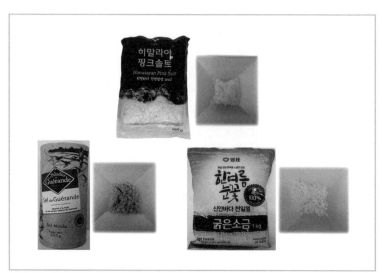

다양한 소금의 종류

　여기서 사해 소금은 입욕제의 소금이다. 일반적으로 사해소
금은 브롬등이 너무 높아 식용으로 잘 사용하지는 않는다. 입욕
제 사해소금의 성분은 일반소금과의 차이는 칼륨(K)과 마그네
슘(Mg)의 함량이 높고 나트륨(Na)의 함량은 낮은 특성을 보인
다. 정제 소금이나 9번 구운 죽염의 경우에는 다른 소금에 비해
칼슘(Ca), 마그네슘(Mg) 성분이 감소된 반면, 죽염의 경우 칼륨
의 함량이 높다는 것을 알 수 있다. 이는 칼슘과 마그네슘이 정
제 과정이나 죽염을 굽는 과정에서 탄산칼슘(마그네슘) 형태로
손실된 것으로 보인다. 죽염의 또 다른 특성은 다른 소금의 pH
가 6.0 내외인 데 반해, 죽염은 pH가 7.61 이상으로 알칼리성을
보인다. 실험에 사용된 초기 증류수의 pH가 5.6 정도임을 고려

하면, 죽염의 알칼리도가 상당히 높다는 것을 의미한다.

국내산 신안 천일염과 프랑스 게랑드 천일염은 성분상 큰 차이가 나지 않으며, 신안 천일염이 칼륨과 마그네슘 성분이 다소 높고, 나트륨과 염소 성분은 다소 낮은 특성을 보인다. 히말라야 소금은 칼슘과 칼륨의 함량이 다른 소금에 비해 높은 함량을 보인다.

사해 소금을 제외하면 소금은 나트륨과 염소가 주성분이지만, 소금의 종류에 따라서 칼륨, 칼슘, 마그네슘 등의 함량이 조금씩 차이를 보인다. 소금마다 미네랄의 특성이 다르므로 용도에 따른 선택이 필요할 것이다. 프랑스 게랑드 소금은 맛과 향이 좋아 요리사들에게 가장 높은 점수를 받는 소금으로, 'Fleur de Sel', 즉 '소금의 꽃'이라 칭하는데, 프랑스 북서부 대서양 바닷가의 햇빛이 좋은 지역 토판 위에서 전통 수작업으로 만들어지는 천일염으로 회색 빛을 띠며, 토판염이라 약간의 점토가 함유될 수 있다.

우리나라 신안 천일염은 게랑드 소금에 비해 칼륨과 마그네슘의 함량이 높고 나트륨 함량은 조금 낮아 미네랄 성분상 충분한 경쟁력이 있을 것으로 보인다. 세계적으로 우리나라 천일염이 우수한 소금으로 알려지기 위해서는 차별화된 마케팅 전략과 소금에 대한 스토리텔링이 필요할 것으로 보인다.

06

사해와
더 그레이트 솔트 레이크

세계에서 가장 유명한 소금 호수는 사해(Dead Sea)다. 사해는 염분의 농도가 너무 높아 생명체가 살 수 없다고 해서 '죽음의 바다'라는 뜻의 사해(死海)라는 이름이 붙여진 것이다. 사해는 이스라엘과 요르단 가운데 있는 호수로, 염분 농도는 일반 바닷물의 3% 정도인 데 반해 최고 30%로 매우 높아 생명체가 살 수 없는 환경이다. 여기서는 소금물의 비중이 높아 수영을 못하는 사람들도 튜브나 기구에 의존하지 않고 물 위에 떠 있을 수 있다.

그러면 육지 가운데 소금 호수가 어떻게 생겨났을까 하는 궁금증이 생길 것이다. 이 지역은 약 300만 년 전에 단층대를 따라서 지각이 분리되어 열리면서 지반이 침강되는 열곡(Rift)의 지질구조를 형성하였다. 이 침강된 저지대로 주변 바닷물이 유입

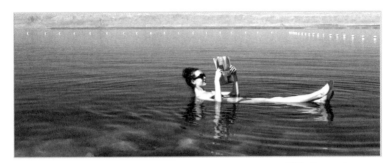

출처 : dreamstime.com

되어 사해가 형성되었으며, 지금도 사해는 침강이 계속되고 있다고 한다. 사해의 호수면은 해수면보다 400m 정도 낮은 저지대로, 주변의 지표수와 지하에서 솟아나는 광천수(온천수)의 물이 모두 사해로 유입된다. 사해의 물은 외부로 흘러나갈 수 없는 지형적 특성으로 물은 오직 증발 작용으로만 호수에서 빠져나갈 수 있다. 호수의 물은 오랜 기간에 걸쳐 건조한 기후로 인해 증발되어 염분이 지속적으로 농축되었기에 현재와 같은 고염분의 바다 같은 호수가 된 것이다.

또 다른 유명한 소금 호수가 있다. 바로 미국 유타주의 소금 호수인 더 그레이트 솔트 레이크(The Great Salt Lake)다. 호수 인근에 솔트 레이크 시티는 2002년 동계올림픽이 열린 곳으로 유명하다. 육지 가운데 바다처럼 큰 호수로 면적이 4,402km²로 서울특별시 면적의 6.5배 정도다. 이 호수는 소금 호수로 바닷물의 평균 염분 농도인 3%보다 4배 이상 높은 13% 정도의 염분을

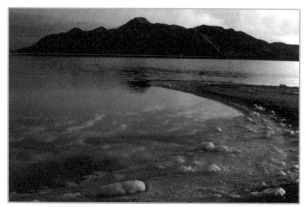

더 그레이트 솔트 레이크 　　　　　　　　　출처 : K-water

함유하고 있다. 이 호수는 유타주의 대분지(Great Basin)에 해당되는 호수로 약 3만 년 전 빙하기에 작은 염분호수가 융기되어 형성된 대규모의 보네빌 호수(Bonneville Lake)의 일부가 남은 것이다. 보네빌 호수는 빙하기 이후 기후가 건조하고 온난해지면서 호수가 점차 줄어들어서 현재와 같은 그레이트 솔트 레이트의 규모로 남아 있게 되었다. 3개의 주요 강으로부터 이 호수로 물이 유입되지만 물이 빠져나갈 아웃렛(outlet)이 없다. 호수에서 유일하게 물이 빠져나가는 방법은 태양열에 의한 증발이다. 그리고 호수로 유입되는 물은 약간의 염분을 함유한 물로서 염분은 지속적으로 유입되고, 물은 증발되므로 점차적으로 호수속의 소금이 농축이 되면서 지금과 같은 고염도의 호수로 변한 것이다.

　2010년 10월, Geological Society of America(GSA, 미국지질학회)가 솔트 레이크 시티에서 개최되었는데, 필자는 논문 발표를 위해 방문하게 되었다. 필자는 한국에서 오신 교수 몇 분과 학회 주관의 필드 투어 프로그램으로 그레이트 솔트호를 탐방할 수 있었다.

호수는 염분 함량이 매우 높아 일반적인 물고기는 살 수가 없고 작은 바다 새우 종류만 살 수 있는 환경이었다. 실험 차원의 호기심에서 필자는 호수의 물이 과연 얼마나 짠지 맛을 보았다. 호수의 물은 소금을 그냥 먹은 느낌이었으며, 그 엄청나게 짠맛으로 인해 돌아오는 차 안에서 내내 물을 마신 기억이 난다. 이 소금 호수는 솔트 레이크 시티의 경제에 큰 효자 노릇을 하는데, 소금 채취와 바다 새우 등의 수확으로 매년 11억 달러의 수익을 올린다고 한다.

솔트 레이크 시티를 벗어나면 거대한 솔트 레이크 사막(The Great Salt Lake Desert)이 장관을 이루고 있다. 주변이 온통 소금으로 덮인 장관을 볼 수 있는 것도 또 다른 경험이 된다.

이 지역에 소금의 함량이 높은 것은 지질학적 역사에서 찾을 수 있다. 유타 지역 일대는 로키산맥의 자락으로 로키산맥은 긴 지질학적 시간을 거쳐 형성되었다. 북아메리카 대륙의 서쪽은 과거 지질시대에 지향사(Geosyncline) 지질구조인 바다였는데 바다분지에 두꺼운 퇴적물이 쌓인 후 지각 융기와 습곡 작용을 받아 큰 산맥이 형성되었다. 산맥 형성 전 바다 환경일 때 퇴적물에 함유된 소금이 지금도 잔류되어 있는 것이다.

07
물속의 미네랄

   우리 성인 인체는 65~70% 정도의 물과 단백질(16%), 지방 (13%), 탄수화물(1%), 그리고 약 4%의 미네랄로 구성되어 있다. 인체 내에서 미네랄이 생성되지 않으므로 음식물이나 마시는 물을 통해 미네랄을 섭취해야 한다. 음식물 내 미네랄은 유기 미네랄로 존재하며, 물에는 다양한 미네랄이 이온 상태로 존재한다. 스포츠 음료 광고에서는 운동으로 땀을 통해 배출된 나트륨 등의 미네랄을 보충하기 위해 흡수가 빠른 이온 음료라는 것을 강조한다. 혈액과 세포를 구성하는 미네랄은 이온 상태로 존재하기 때문에 유기 형태나 무기화합물 형태의 미네랄보다는 이온 음료 또는 천연 미네랄워터에 함유된 이온 상태의 미네랄을 섭취하는 것이 흡수가 빨라 좋다. 미네랄은 생명을 유지하기 위해 인체에서 중요한 역할을 하는데, 과다할 경우에는 여러 가

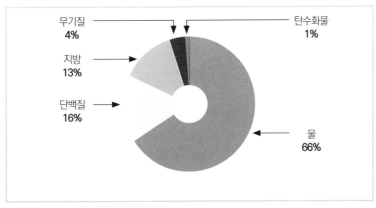

인체를 구성하는 성분

지 부작용을 발생시킬 수도 있다.

　우리가 마시는 물에 녹아 있는 주요 미네랄은 칼슘(Ca), 마그네슘(Mg), 나트륨(Na), 칼륨(K), 실리카(Si) 등이며, 이들이 물에 녹아 있는 미네랄의 90% 이상을 차지한다. 그 외 미량의 미네랄로는 철, 망간, 구리, 리튬, 바륨, 스트론튬, 게르마늄 등이 있고, 오염된 물에는 인체에 유해한 중금속인 납, 비소, 크롬, 카드뮴 등이 존재할 수 있다. 물속에서 미네랄은 이온 상태로 녹아 있거나 화합물의 형태로 존재한다. 아울러 물속에는 전해질 음이온 성분이 녹아 있는데, 우리 인체가 필요로 하며, 혈액과 세포 내액 및 외액을 구성하는 성분으로 중탄산(HCO_3^-), 탄산염(CO_3^{2-}), 황산염(SO_4^{2-}), 염소(Cl^-), 불소(F^-) 등이 녹아 있다. 따라서 물은 인체가 필요로 하는 모든 양이온과 음이온 전해질 모두를 골고루 함유하고 있기 때문에 미네랄의 1차 공급원이 되는 것이다.

08
생명을 지키는
미네랄

그러면 물속에 녹아 있는 미네랄이 인체에 어떤 역할과 기능을 수행하는지 알아보자. 또 하루에 필요한 미네랄의 양에 대해서도 알아보자.

미네랄은 세포의 수분과 이온 균형, 세포대사, 뼈 건강, 성장과 발달, 혈액 조성과 응고, 신경 흥분, 근육 수축과 이완 등 생명을 유지하기 위한 거의 모든 활동에 참여해 각자의 기능을 수행한다.

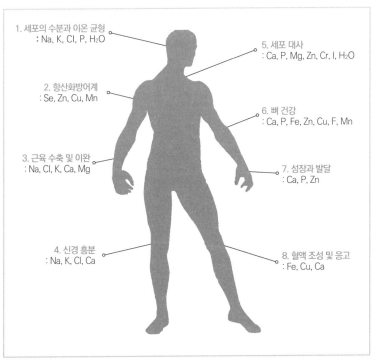

1. 세포의 수분과 이온 균형
  : Na, K, Cl, P, H₂O

2. 항산화방어계
  : Se, Zn, Cu, Mn

3. 근육 수축 및 이완
  : Na, Cl, K, Ca, Mg

4. 신경 흥분
  : Na, K, Cl, Ca

5. 세포 대사
  : Ca, P, Mg, Zn, Cr, I, H₂O

6. 뼈 건강
  : Ca, P, Fe, Zn, Cu, F, Mn

7. 성장과 발달
  : Ca, P, Zn

8. 혈액 조성 및 응고
  : Fe, Cu, Ca

인체에서 미네랄의 역할과 기능

다음으로는 주요 미네랄별로 인체에서의 역할을 살펴보자.

소금(NaCl)의 역할

소금은 나트륨(Na)과 염소(Cl) 성분으로, 나트륨(Na)은 소장과 대장에서 대부분 흡수된다. 나트륨은 소장에서 포도당과 아미노산의 흡수를 촉진하고, 정상적인 근육과 신경 기능에 필요하며, 세포 외액의 주요 양이온으로 체내 수분 보유 역할을 한다.

나트륨 결핍은 땀을 극도로 많이 흘렸을 때, 심한 설사나 구토 시(체중의 2% 이상 수분 손실 발생) 일어날 수 있고, 나트륨 과잉은 고혈압, 칼슘 손실(2g 이상 섭취 시), 신장결석 등을 일으킨다. 인체에 최소 필요량은 유아의 경우 하루 1,200mg, 성인의 경우 5,000mg 정도다. 부족 시 혈압 강하, 탈수 등의 부작용이 발생할 수 있다. 나트륨과 더불어 염소(Cl)는 소금(NaCl)의 형태로 섭취되며, 세포 외부에서 나트륨과 균형을 유지한다. 염소는 신경 흥분 전달에 관여하고, 위산(HCl)의 구성 성분이며, 면역 반응에서 백혈구가 이물질을 공격할 때 사용된다.

칼륨(K)의 역할

칼륨(K)은 세포 내액의 주요 전해질로, 체액의 균형을 유지, 신경자극 전달, 근육 수축, 산-염기 평형 조절에 관여한다. 나트륨 섭취가 높을 때 혈압 상승 억제 효과와 나트륨과 수분 배설을 증가시킨다. 결핍 시 극심한 피로감, 근육 경련, 혼동, 발작, 뇌졸중 등의 증상이 나타날 수 있다. 신부전증이 있는 경우에는 과잉되었을 때, 고칼륨혈증이 발생할 수 있고, 심장박동이 느려지다가 정지될 수도 있다. 1일 최소 필요량은 1,600~2,000mg 이상이다.

칼슘(Ca)의 역할

칼슘은 인간 성장, 발육, 신진대사에 필수 성분으로, 골이나 치

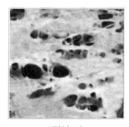
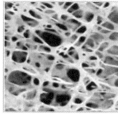
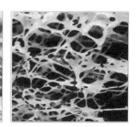

정상 뼈　　　　　　골감소증　　　　　　골다공증

출처 : MBN 〈엄지의 제왕〉

아 형성, 신경 자극의 전달, 혈액 응고, 강한 뼈와 치아 형성을 돕고, 골다공증과 콜레스테롤 수치 저하 등을 예방하는 역할을 한다. 권장량은 유아의 경우에 1일 210~290mg, 어린이의 경우에 800~1,300mg 정도, 성인의 경우에는 1,000~1,200mg 정도 필요하다. 결핍 증상 및 독성은 관절 통증, 콜레스테롤 상승, 고혈압, 우울증, 경련 및 비타민 D와 함께 과다 복용 시 고칼슘형증, 칼슘 침착 등이 발생될 수 있다. 성인의 칼슘(Ca)은 1,000mg 섭취 시 300mg만 흡수되고, 700mg은 변으로 배설된다. 참고로 뼈는 콜라겐과 무기질로 구성되며, 무기질은 칼슘, 인, 마그네슘, 칼륨, 나트륨, 황, 불소 등으로 구성된다. 칼슘 부족으로 인한 뼈의 골감소증과 골다공증은 위 그림에서 보는 바와 같이 골밀도에서 큰 차이를 보인다. 특히 노년기와 여성들의 폐경 이후에 골밀도가 급속하게 감소하므로 골절이 급격하게 증가될 수 있다. 특히 노인들의 낙상에 의한 골절은 회복도 젊은 층과 다르게 어렵고, 치명적인 위험을 초래할 수 있다. 따라서, 뼈 건강을 위해 칼슘 섭취, 비타민D 섭취, 적절한 운동이 필요하다.

마그네슘(Mg)의 역할

인체에서 마그네슘(Mg)의 절반 이상은 뼈에 존재하고, 나머지는 근육 조직에 존재한다. 마그네슘은 ATP(모든 생물의 에너지 단위)가 필요한 반응에 조효소(助酵素) 기능을 하며, ATP 안정화에 역할을 한다. 또 신경과 근육의 자극 전달(근육 이완, 신경 안정), 뼈의 구조 형성과 무기질화 촉진, 췌장의 인슐린 분비와 세포에서의 인슐린 작용에도 관여한다. 아울러 혈압 변화와 스트레스로부터 동맥 보호 등의 역할도 한다. 권장량은 유아의 경우 1일 30~80mg, 성인의 경우 240~360mg 정도다. 결핍 시 불면증, 신경과민, 우울증, 만성피로, 당뇨 등이 우려된다.

인(P)의 역할

인체에서 인(P)의 85%가 골격과 치아에 존재하며, 뼈의 형성과 유지, APT, 핵산, 조효소, 세포막 구성의 역할을 한다. 결핍 시에는 뼈의 손실, 통증 유발 등이 있고, 과잉 시에는 고인산혈증과 체조직에 축적(Ca-P 축적)이 진행된다. 하루에 필요한 양은 1.4~2.7g 정도다.

실리카(Si)의 역할

실리카 성분은 피부, 머리카락, 손톱 등을 이루는 성분이며,

연골조직 형성에 기여하는, 관절 건강에 중요한 성분이다. 특히 피부탄력과 콜라겐 형성으로 피부 노화를 방지하는 역할을 한다. 그리고 혈관벽의 신축성을 높이고 콜레스테롤 형성을 억제한다. 2015년 10월 26일에 방영한 MBC 다큐 〈기적의 물을 찾아서〉에서 치매 증상 개선에 실리카의 효능을 소개된 바 있다. 영국 킬대학의 크리스 액슬라 교수의 연구 결과에 따르면, 치매 환자에게 매일 30mg 이상의 실리카를 함유한 물을 마시게 해서 치매의 원인으로 지목되는 알루미늄을 몸 밖으로 배출해 치매 증상이 개선되었다는 것이다. 실리카가 체내의 알루미늄과 결합하여 알루미늄실리케이트 화합물 형태로 몸밖으로 배출된 것으로 추정된다.

그 외 미네랄의 역할

물속에 녹아 있는 미량 성분으로 철(Fe)은 피를 맑게 하고, 산소 호흡과 빈혈을 예방하며, 효소 합성을 촉진한다. 또 물속에는 효소를 활성화시키는 몰리브덴(Mo), 뼈를 만드는 중추신경 활동에 필요한 망간(Mn), 어린이 성장에 도움이 되는 아연(Zn), 신경 흥분을 억제하고 진정제 역할을 하는 리튬(Li) 등이 미량(μg/L=10^{-6}g/L 농도 수준)으로 녹아 있다.

게르마늄(Ge)은 천연 면역세포를 활성화시켜 암세포 소멸을 촉진하는 역할을 하며, 강한 산화 능력으로 산소를 공급하고 신진대사를 원활하게 해 항암 작용을 촉진한다. 구리(Cu)는 뼈, 헤

모글로빈, 적혈구 생성과 SOD(산화 방지 효소)를 활성화시킨다. 셀레늄(Se)은 항암, 항산화 작용, 간 기능 강화, 심근경색 및 고혈압 예방, 노화 방지에 도움을 준다.

중탄산(HCO_3^-)은 혈액의 pH를 조절한다. 황산염이온(SO_4)은 아미노산의 일종인 메치오닌, 타우린, 시스테인, 그리고 항산화 물질인 글루타치온의 구성 성분이 된다. 피부 손톱 건강 및 체내 산화·환원 과정에 필요하고, 담즙 분비 촉진, 혈액 정화, 피부 건조 및 탄력 유지, 세포 수명 연장 등의 역할을 한다.

09

카사노바와 굴

세기의 한량으로 여성편력으로 우리에게 알려진 전설적인 인물인 자코모 지롤라모 카사노바(Giacomo Girolamo Casanova)는 이탈리아 베니스에서 출생했고, 그의 부모는 유명한 배우였다. 카사노바는 파두아 대학 졸업 후, 수도사가 되기 위해 세인트 사이프리언 수도원에 들어갔지만, 추문으로 쫓겨나게 된다. 그는 17세 무렵에 법학박사를 받은 천재로 유럽 각지를 방랑하면서 엽색과 모험의 생애를 보냈다. 그는 성직자, 사업가, 항해사, 소설가, 바이올리니스트 등 보통 사람으로서는 상상하기 어려운 다양한 직업을 가졌고, 여성 문제 등으로 여러 번 감옥에 가기도 했다. 자신의 사랑 이야기를 담은 유명한 자서전《내 인생 이야기(History of my Life)》가 있다. 그는 사랑과 자유에 대해 다음과 같은 유명한 말을 남기기도 했다.

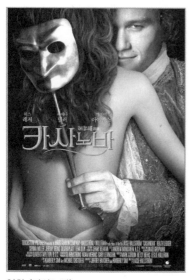
영화 〈카사노바〉

"여성을 위해 태어났다고 자각한 나는 늘 사랑했고 사랑을 쟁취하기 위해 내 전부를 걸었다."

베니스의 아름다운 풍경을 배경으로 그의 사랑에 초점을 맞춘 스토리를 담은 영화 〈카사노바〉가 2005년 국내에서도 상영되었다.

이처럼 우리에게 사랑의 화신으로 알려진 그가 매일 먹었던 음식이 있었다고 한다. 그것은 바로 굴(Oyster)인데, 카사노바는 하루에 굴을 20~30개씩 먹었다고 한다. 굴의 성분을 알아보면 그가 왜 그토록 굴을 열심히 먹었는지 알 수 있을 것이다. 굴에는 칼슘, 아연, 철 등 미네랄과 아미노산, 타우린 등이 풍부해 남성의 정자 생성, 혈액 순환, 동맥경화 등에 좋은 것으로 알려져 있다. 물론 여성들의 피부 미용에도 좋다. 특히 굴에 풍부하게 함유된 아연은 어린이 성장의 필수 영양소로 알려져 있으며, 남성 생식 기능 활성과 관련 있는 미네랄이다. 카사노바는 자신의 끊임없는 사랑을 쟁취하기 위한 나름의 건강법으로 굴을 매일 먹었던 것으로 보인다.

우리나라에서는 통영과 서해안의 가을철 굴이 유명하다. 특유의 향긋한 향으로 필자도 좋아하는 음식이다. 세계적으로는 프랑스산 굴이 유명한데, 프랑스산 굴은 우리나라 석화 굴과 비슷하지만, 크기가 더 크고 통통해서 몇 점만 먹어도 포만감을 느낄 수 있다. 프랑스산 굴은 국내에도 양식이 되어 고급레스토랑에서 셰프가 만든 특별한 소스와 함께 제공되는 곳이 있다. 가을에 카사노바가 추구한 사랑과 파란만장했던 그의 인생을 떠올리면서 굴의 깊은 풍미와 함께 한 잔의 와인을 즐겨보는 것도 행복일 것이다.

침묵의
살인자

우리가 마시는 물속에는 인체에 필요하고 유용한 미네랄이 녹아 있지만, 반면 치명적인 독성 물질도 녹아 있다. 이번 장에서는 맛도 냄새도 없이 우리의 몸속으로 들어와 우리도 모르게 치명적인 위해를 초래하는 물질에 대해서 알아보자. 이른바 '침묵의 살인자'다.

01
라돈의 공포

    2018년 5월, 시중에 판매된 침대의 매트리스에서 폐암을 유발하는 1급 발암물질로 알려진 라돈이 검출된 사실이 보도되면서 라돈의 무서운 실체가 일반인들에게 널리 알려지게 되었다. 라돈은 화강암과 같은 암석이나 토양 내 미량으로 존재하는 자연 방사성 원소인 우라늄과 토륨의 붕괴 과정에서 생성되는 방사성 물질로, 무색, 무미, 무취의 기체 성분이다. 라돈이 호흡을 통해 폐로 들어가면, 알파 입자의 방출로 세포의 DNA를 파괴해 암을 유발하게 된다. 국제암연구기구(IARC)에서는 1998년에 라돈을 발암 물질로 규정했고, 2009년에 세계보건기구(WHO)에서는 흡연 다음으로 폐암을 유발하는 위험 물질로 규정했다.

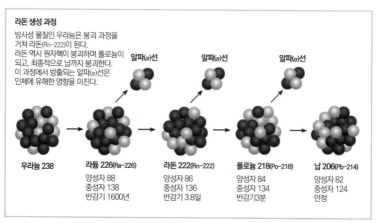

라돈 생성 과정

방사성 물질인 우라늄은 붕괴 과정을
거쳐 라돈(Rn-222)이 된다.
라돈 역시 원자핵이 붕괴하며 폴로늄이
되고, 최종적으로 납까지 붕괴한다.
이 과정에서 방출되는 알파(α)선은
인체에 유해한 영향을 미친다.

알파(α)선   알파(α)선   알파(α)선

우라늄 238 → **라듐 226(Ra-226)** → **라돈 222(Rn-222)** → **폴로늄 218(Po-218)** → **납 206(Pb-214)**

	양성자 88	양성자 86	양성자 84	양성자 82
	중성자 138	중성자 136	중성자 134	중성자 124
	반감기 1600년	반감기 3.8일	반감기 3분	안정

우라늄 붕괴 과정에서의 라돈 생성 과정   출처 : 질병관리본부

    라돈 침대 사건의 발단은, 효과도 모호한 음이온을 방출한다
는 모나자이트 광물 가루를 침대의 매트리스나 베개에 사용하
면서 시작되었다. 모나자이트 광물에는 우라늄과 토륨이 소량
함유되어 이들이 붕괴하면서 라돈 가스가 방출된다. 매트리스
제작 당사자들은 음이온만 생각했지, 라돈에 대한 지식이 전혀
없었던 것이다. 다 지난 아쉬움이지만, 필자와 같은 전문가에게
모나자이트의 광물 특성에 대해 자문했다면, 이런 사달이 나지
는 않았을 것인데 참으로 안타까운 사고다.

    국내에서 라돈이 처음으로 알려진 계기는 침대 매트리스 파문
훨씬 이전인 1996년, 대전 소재 기초과학지원연구원의 한정희·
박계헌 박사가 자원환경지질 학회지에 발표한 논문에서 비롯되
었다. 대전 지역 일부 지하수에서 우라늄과 라돈이 높게 검출되

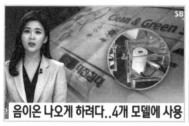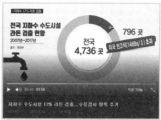

라돈 침대와 상수원 지하수의 라돈 검출 파문에 대한 언론보도   출처 : SBS, YTN

었다면서 미국 EPA(환경보호국)의 먹는 물에 대한 라돈 함량 권고치를 근거로 우리나라도 대책이 필요하다는 주장을 했고, 이로부터 라돈에 대한 경각심이 생겼다. 이 사실이 언론을 통해 알려지고, 2000년대 들어 국회 차원에서 라돈 문제가 다루어지면서 환경부 주관으로 먹는 물에 녹아 있는 라돈 가스에 대한 조사와 연구가 본격적으로 시작되었다. 라돈에 대한 조사와 연구는 마시는 물뿐만 아니라 실내 공기 중의 라돈으로 확대되어 지금까지 이어지고 있다. 필자도 라돈 연구 프로젝트에 참여해 국립환경과학원과 한국지질자원연구원의 연구팀과 10여 년간 공동 연구를 수행한 바 있으며, 지금도 관련 연구의 자문위원으로 그 역할을 하고 있다.

1996년 이전에 대전광역시가 대덕연구단지 내 한국연구재단 인근에 지하수를 개발해 일반인들에게 개방했는데, 이 지하수가 수질 좋은 약수라고 알려지면서 휴일이면 많은 대전 시민들이 물통을 들고 줄을 서서 물을 떠 가고는 했다. 필자도 몇 번 줄을 서서 물을 떠 간 기억이 있다. 그러나 약수에 우라늄과 라돈

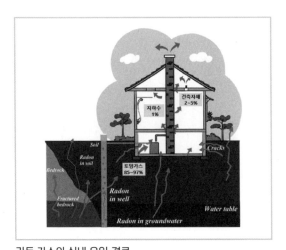

라돈 가스의 실내 유입 경로
출처 : Natural Resources Canada(2008), 환경부

이 상당히 높게 검출되었다는 사실이 알려지면서 약수터는 폐쇄되었다. 당시엔 우리나라에 지하수 내 우라늄과 라돈 문제에 대한 개념도 없었고, 특히 라돈 가스를 측정할 장비조차 없는 상태였다. 1996년 논문을 발표할 당시, 처음으로 우리나라에 라돈에 대한 위험성이 알려지게 된 것이다. 이후 2000년대 중반부터 10여 년간 필자가 수행한 라돈과 우라늄의 연구 결과를 간단하게 소개하면 다음과 같다. 우라늄과 라돈은 우리나라 쥐라기 화강암에서 주로 산출되는데, 화강암 중에서도 복운모화강암, 흑운모화강암에서 특히 높은 함량을 보인다. 화강암 내 흑운모라는 광물 내 작은 입자로 존재하는 모나자이트, 저어콘, 에피도트 등의 광물이 우라늄과 토륨을 함유하는데, 이들이 붕괴되면서 라돈이 생성된다. 화강암 암석의 편광현미경 관찰 사진을 보면

흑운모내 검은색 테두리가 확인되는데 우라늄이 방사성 붕괴되면서 나온 에너지가 태운 자국이다(그림 참조).

라돈은 반감기가 3.8일로 짧은 방사성 기체이므로 끓이거나 하루 정도 대기에 노출시키면 날아가기 때문에 이렇게 처리한 뒤에 마시면 큰 문제는 되지 않는다. 라돈 가스는 화강암 등의 암석에서 생성되는 자연 방사성 물질로, 땅 밑에서 올라와 실내 공기 중에도 존재할 수 있다. 아파트 등 건축물의 자재로 사용되는 대리석 석재에 우라늄이 함유되어 있어 라돈 방출의 가능성이 있다. 건축 자재로 사용하는 대리석은 그 종류가 매우 다양한데, 화강암 계열의 대리석 가운데 흑운모가 다량 포함된 종류는 라돈이 방출될 가능성이 매우 크므로 사전 검증이 꼭 필요하다. 가장 간단하게 구분할 수 있는 방법은 대리석에서 검은색 입자(흑운모)가 많은 종류는 일단 라돈에 대한 의심을 가질 필요가 있다. 실내 공기 중 라돈의 허용치는 $1m^3$ 당 200Bq(베크럴) 이하로 규정한다. 방사성 물질이 한 번 붕괴될 때, 1Bq이라고 한다.

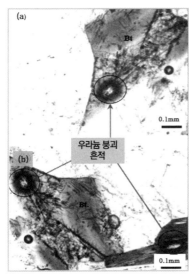

화강암의 박편(0.03mm 두께)의 편광현미경 사진, 흑운모(Bt) 광물 내 함유된 우라늄이 붕괴되는 과정에서 방출된 방사선에 의해 주변부가 검게 탄 흔적의 방사능 환(Radioactive halo)이 관찰됨(출처: 정찬호 외, 2013)

라돈 침대 이후, 대전·충청

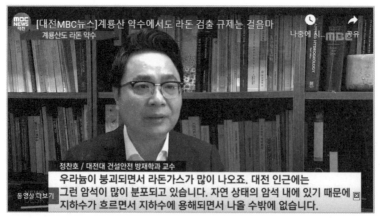

대전 MBC 뉴스(2019년 7월 9일 방송)에서 계룡산 약수터의 라돈 검출 관련 인터뷰를 하고 있는 필자

지역을 중심으로 먹는 물 지하수에 라돈 검출에 대한 언론보도가 계속되면서 해당 지역 주민들이 불안해하고, 당국의 대책을 호소하는 등 한동안 사회적 문제가 되었으며, 필자도 이 문제와 관련해 여러 번 언론 인터뷰와 방송에 출연한 바 있다. 대전·충청 지역은 우라늄을 함유한 쥐라기 화강암이 광범위하게 분포하므로 라돈에 대한 우려가 더 크다. 특히 상수도가 보급되지 않아 지하수를 식수로 사용하는 시골 마을이 문제가 된다. 이런 지역은 라돈 저감 장치를 설치하거나, 아니면 상수도로 대체하는 등 정부 차원의 해결책이 지원된 것으로 알고 있다.

환경부에서는 2018년 지하수를 사용하는 소규모 수도 시설과 정수장에 대해 매년 2회 이상 수질 감시항목에 라돈을 신규 지정했다. 그러나 표류수(계곡에서 흐르는 물)를 상수원으로 사용하는 경우에는 라돈에 대한 위험성이 거의 없기 때문에 제외된다. 국내에서는 음용수 내 라돈의 수질 기준으로 1리터당 148Bq 이하로 미국의 권장 기준을 적용하고 있다.

공기 중의 라돈은 생활 방사선으로 관리되어야 하는데, 우리가 사는 아파트 실내, 일부 온천, 찜질방, 지하철 역사, 노래방 등 어디서나 라돈은 일정 농도로 존재할 수 있다. 그러나 앞에서도 언급한 바와 같이 라돈은 가스이므로 환기를 통해서 감소시킬 수 있다. 실내 공기에서 라돈이 우려된다면, 환기 시스템 등을 갖춰 라돈을 외부로 배출시켜야 할 것이다. 개인이 머무는 공간에 대한 라돈이 걱정된다면, 실내 공기 라돈을 측정하는 기기를 대여하는 기업도 있으므로 직접 측정해 불안감을 해소하는 것도 한 가지 방안이 될 것이다.

02
비소 독살 사건

 비소(Arsenic)는 미국 독성학회에서 'King of poison(독극물의 우두머리)'으로 명명할 정도의 맹독성 물질이다. 비소는 제초제와 살충제 등 각종 화학 물질에 사용된다. 역사적으로 아주 오래전부터 비소의 독성에 관한 관심이 이어져왔다. 비소는 효소작용을 저해하고 세포 호흡을 장애하며, 급성 시 구토와 설사, 호흡과 중추신경 마비 등 각종 기능 장애를 일으킨다. 따라서 마시는 물의 수질 기준에는 0.05mg/L 이하로 규정하고 있다. 《조선왕조실록》을 보면 27명의 임금 중 8명의 임금이 독살되었다는 주장이 있다. 독살을 위해 주로 사용된 물질이 바로 비소다. 조선 시대 임금이 형벌로 내리던 사약의 성분 중 하나인 아비산(砒霜)이 바로 비소 성분이다.

 비소 독살설에 대한 역사 이야기는 병자호란으로 거슬러 올라간

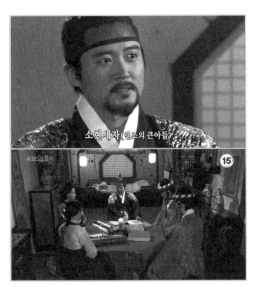

소현세자와 인조를 다룬 KBS 역사드라마

다. 병자호란의 패전국으로 청나라에 볼모로 끌려간 비운의 왕자 소현세자는 심양에서 청나라의 선진문물과 서양의 놀라운 과학 기술, 그리고 천주교 등 새로운 세상을 보고 8년 만에 조선으로 돌아오게 된다. 소현세자가 귀국하면서 가져온 다양한 선진문물과 그의 달라진 세계관과 언행으로, 청나라에 대한 콤플렉스와 왕위 보존에 대한 불안감을 가지고 있던 인조의 노여움을 사게 된 상황에서 소현세자는 갑작스럽게 유명을 달리한다. 소현세자의 죽음에 비소 독살설이 있는데, 시신이 검게 변하고 피를 쏟아낸 기록이 있어 음식물에 몰래 탄 비소에 의한 독살을 의심하게 한다. 국내 주요 방송국에서 인조와 소현세자를 다룬 몇 편의 드라마가 방영된 바 있다.

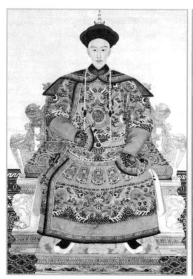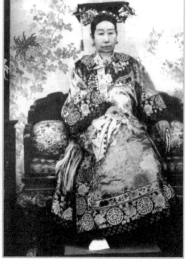

청나라 11대 황제 광서제와 서태후

출처 : 위키백과, 나무위키

　또 다른 비소 독살 사건으로는, 중국 청나라 말기 최고 권력자인 서태후에 의해 제11대 황제가 된 광서제(재위 1874~1908)의 돌연한 죽음이다. 광서제는 변법자강운동을 통해 서양의 과학기술, 문화, 사상을 받아들여 사회 제도를 전반적으로 개혁하고자 했으며, 이를 통해 서태후의 권력에서 벗어나고자 했다. 그러나 변법자강운동은 서태후와 수구세력에 의해 100일 만에 실패하고 광서제는 유폐된다. 서태후의 견제와 감시 속에서 광서제는 38세의 나이에 갑자기 죽게 된다. 그 당시 광서제의 돌연한 죽음을 병사라고 했으나, 100년이 지난 2008년, 사인이 비소에 의한 독살로 밝혀지게 되어 독살의 배후에 대한 의문과 그 당시 정치 상황 등이 화제가 되었다. 중국의 〈경화시보〉는 광서제의 머리카락 등 유해에서 g당 2,404μg의 비소가 검출되었다고 전했다. 정상인의 경우, 0.59μg인 것과 비교하면 엄청난 양의 비소가 검출된 것이다. 광서제를 누가 비소로 독살하라고 지시했는지는 밝혀지지 않았지만, 그 당시 광서제와 서태후와의 관계 등을 고려해 추측만 할 수 있을 뿐이다.

비소 집단 중독

집단적인 비소 중독증은 유럽에서 먼저 발생했다. 유럽 중부 슐레지엔의 라이헨슈타인 도시는 금은광과 비소 광산으로 유명한 곳이었다. 이곳 광산의 폐기물에서 비소가 새어 나와 지하수와 식수를 오염시켜 수백 년간 이 지역 주민들은 간, 피부, 소화기관과 신경계의 손상을 일으키는 만성 비소 중독인 '라이헨슈타인 병'과 악성 종양으로 고통을 받은 기록이 있다.

현재 전 세계에서 비소 오염도가 가장 높은 나라는 방글라데시로, 약 3,000만 명의 인구가 비소 중독에 노출되어 있으며, 250만 명 정도가 비소 중독자로 알려져 있다. IAH(국제수리지질학연합) 학술대회에서도 지하수 등 식수로 인한 동남아의 비소 중독 문제를 비중 있게 다루고 있다. 1970년대 초까지 지표의 오염된 물을 먹은 아이들이 매년 25만 명이나 이질로 죽어 나가자 유엔과 세계은행은 깨끗한 식수를 공급하기 위해 막대한 재원을 투입해, 1,000만 개가 넘는 지하수를 개발해 식수를 공급했는데, 여기서 큰 문제가 발생했다. 방글라데시는 지질학적으로 비소가 많아 지하수 내에 비소 농도가 높을 수밖에 없었는데, 이를 간과한 것이다.

오랫동안 비소에 오염된 지하수를 마셔온 주민들은 각종 비소 중독에 시달렸고, 1990년대 이후 비소 오염의 문제가 본격화되면서 대체 수자원을 찾는 노력을 했지만, 여전히 비소에 오염된 지하수를 마시는 주민들이 많다. 비소에 중독되면 손발의 병변과 피부, 방광, 폐암, 심혈관질환, 당뇨병, 괴저병 등이 발생한다. 동남아의 베트남, 캄보디아 등의 국가에서도 비소 중독 사례가 많이 보고되고 있다. 몇 년 전, 캄보디아의 비소중독 사고에 관한 문제를 다룬 MBC 〈PD 수첩, 2016년 2월 17일 방송〉-'캄보디아 우물의 비밀'이 방영되었다. 보도 내용의 핵심은 이러하다.

캄보디아의 어느 작은 시골 마을에 사는 소파린이라는 아이가 손바닥, 가슴 등에 검은 반점과 피부 발진, 복통 등의 증상을 호소해, 현지에 파견된 의료봉사단을 찾았다. 검진 결과는 충격적으로 비소 중독이었다.

원인은 식수에 있었다. 몇 개월 전, 한 NGO 단체에서 설치해준 우물을 식수로 마신 마을 사람들의 상당수가 소파린과 같은 비소 중독 증상을 보였다. 캄보디아에는 히말라야로부터 유입되는 비소가 땅속에 상당량 매장되어 있으나, 일부 구호단체에서는 이를 확인하지 않고 우물 사업을 시작했던 것이다. 이뿐만이 아니다. 국내를 비롯한 국제적 단체, 기업, 개인 등이 캄보디아 내 설치해준 수만 개의 우물 중 약 80%가 1년 후 관리 부재로 인해 고장 또는 독성 물질 등으로 사용이 중지되었다.

노무현 정부 때부터 시작한 아프리카와 동남아의 수자원이 부족한 국가에 대한 우물 지원 프로젝트는 해당 국가에 생명수를 공급한다는 의미에서 큰 반응을 얻었다. 하지만 지하수 개발은 대수층(수맥) 탐사 기술, 심부암반을 굴착할 수 있는 장비와 기술, 지표 오염을 차단하는 시설, 엄격한 수질 검사 등이 확보되어야 안전한 생명수를 담보할 수 있는데, 일부 소규모 단체는 전문 지식과 예산 부족으로 이러한 요건을 다 맞추기는 쉽지 않은 측면이 있고, 우물 개발 후 사후 관리도 현지인의 노력에 따라서 차이가 많은 것으로 알려져 있다.

그렇다면 비소는 어디서 나오는 것일까? 크게 2가지 공급설이 있다. 우리나라의 경우 휴·폐광된 금속 광산에서 새어 나와 주변의 식물과 논밭 하천을 오염시키는 경우이며, 동남아의 경우 지질의 영향과 화산 폭발 시 다량의 비소가 분출되면서 이들이 주변으로 확산되어 비소를 흡수한 식물과 식수를 통해 사람에게 노출되는 경우다. 다른 중금속과 마찬가지로 소량의 비소를 조금씩 섭취하더라도 맛과 냄새 등이 없기 때문에 우리는 인지하기 어렵다. 그래서 비소는 역사상 암살을 위해 가장 많이 사용되어, '침묵의 살인자'로 불리게 된 것이다.

03
내 몸을 녹슬게 하는
활성산소

활성산소가 인체에 나쁜 영향을 미친다는 것은 독자 여러분도 이미 알고 있는 사실일 것이다. 유해한 활성산소를 제어하기 위해서는 활성산소의 정체와 생성 과정에 대한 이해가 수반되어야 한다. 여기에서는 활성산소에 대해서 알아보고, 활성산소의 위해성과 활성산소의 생성을 줄일 수 있는 방법을 공유하고자 한다.

산소는 우리 인간 생존에 꼭 필요하지만, 산소의 변종인 활성산소는 전혀 다른 모습으로 변하게 된다. 활성산소에는 초과산화물 라디칼(O_2^-), 과산화수소(H_2O_2), 수산화 라디칼($\cdot OH$) 등이 있다. 용어 자체가 어렵고 생소할 것이다.

간단히 말하면, 산소가 전자를 잃거나 필요 이상으로 전자를 많이 가지게 되면 불안정한 상태에 이르게 되는데, 이를 활성산소라고 한다. 불안정한 활성산소는 안정을 취하기 위해 주변의 활성수소를 취하는데, 활성수소가 체내에 부족하면, 세포가 만들어낸 효소에 붙어 세포 내 DNA와 단백질을 손상시키는 무서운 물질이 된다. 활성산소는 체내의 모든 노폐물을 만드는 주범이고 이로 인해 노화가 진행되며, 암, 당뇨, 치매 등 각종 질병의 근원이 되고, 궁극적으로는 사람의 생명까지 위협할 수 있다. 그리고 활성산소는 우리 몸속의 불포화지방산과 결합하면 과산화지질(악성 콜레스테롤이나 중성지방)과 같은 산성 노폐물이 생성되어 혈액을 혼탁하게 만들고, 이들이 혈관에 쌓이면 동맥경화와 심장병을 유발하게 된다.

그러면 활성산소는 왜 생겨나는 것이며, 줄일 수 있는 방법은 없을까? 대부분의 생물은 산소를 이용해 호흡을 하게 된다. 호흡의 핵심은 세포의 미토콘드리아(Mitochondria)인데, 미토콘드리아의 전자전달계는 섭취한 유기물로부터 유래된 전자를 산소로 전달하며 에너지를 생성한다. 전자를 받은 산소는 수소 양이온(H^+)와 함께 물이 되면서 안정된 상태가 된다. 문제는 이 과정에서 극히 일부(1% 미만)가 물이 되지 않고 산소에게 전자만 빼앗겨 자유 라디칼(Free Radical)의 상태인 슈퍼옥사이드(Super-oxide, O_2^-)가 된다. 활성산소는 체내 세포들의 여러 대사 과정에서 끊임없이 생성된다. 과다한 활성산소의 생성은 우리의 생활 습관이나 음식과 밀접한 관계가 있다. 과격한 운동, 음주와 흡연, 스트레스, 과식, 자외선 노출, 환경호르몬 등이 활성산소 과다 생성의 원인이 된다.

따라서 이러한 생활 습관을 고치는 것이 활성산소의 생성을 줄이는 일차적인 방법이고, 비타민C, 적(赤)포도주, 호박, 녹차 등에 함유된 다양한 항산화 성분의 섭취를 통해서 활성산소를 줄일 수 있으며, 알칼리성 미네랄워터를 마시는 것도 활성산소를 줄일 수 있는 한 가지 방법이다. 시중에는 활성산소를 잡는 활성수소와 관련한 상품 등 과학적으로 근거가 약하거나 기술적으로 어려워 신뢰할 수 없는데도 불구하고 과도한 선전광고 또는 유사 과학을 들먹이며 소비자들을 혼란스럽게 하고 있다.

그런데 활성산소가 모든 경우에 나쁜 것은 아니다. 활성산소는 백혈구가 강력한 살균력으로 우리 인체에 침입한 세균이나 바이러스를 분해하는 데 필요하며, 사명을 다한 세포 사멸에 사용되는 순기능이 있다.

의사들은 공통적으로 스트레스가 건강을 해치는 가장 위험한 요소라고 지적한다. 특히 현대인들의 삶 속에서 스트레스는 피할 수 없는 상황인데, 스트레스는 우리의 마음가짐이나 성향에 따라서 같은 충격에도 받아들이는 강도가 달라질 수 있다. 모든 일에 너무 완벽을 추구하는 사람, 자존심이 너무 센 사람, 자기 열등감에 심하게 빠져 있는 사람, 그리고 사소한 일에 예민하게 반응하는 사람일수록 스트레스의 강도는 높아질 것이며, 그에 따른 활성산소의 양도 과다하게 증가할 것이다. 스포츠 선수 출신의 국내 유명 인사 중에도 자존심이 매우 강한 사람들이 일찍 유명을 달리하는 경우가 있다. 이분들의 공통점은 전성기 시절 팬들에게 각인된 자기의 모습에 대한 강한 자존심으로 자기의 병과 죽음이라는 약한 면을 주변에 알리고 싶지 않아 했다는 공통점이 있다. 때로는 자신의 허점도 인간적인 면으로 생각하고, 불완전함에 대해서도 두려워하지 않는 자신감을 갖도록 마음을 다스리고 평정심을 유지하는 것이 스트레스를 줄이고, 활성산소의 과다한 생성을 억제해 건강을 유지할 수 있는 방법이 될 것이다.

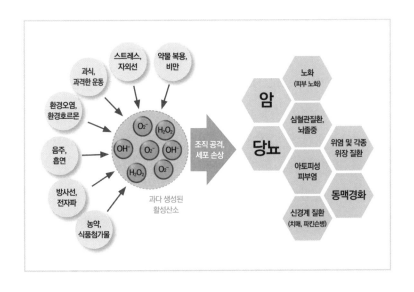

04
환경호르몬의 위협

　환경호르몬의 정식 명칭은 내분비계 교란 물질(Endocrine Disrupting Chemicals)로, 정상적인 대사 기능을 방해하는 유해 물질이다. 내분비계 교란 물질이 인체 내로 흡수되면 호르몬과 유사한 작용을 하고 정상적인 호르몬의 생성 및 대사를 억제하거나 자극한다. 환경호르몬은 1997년 5월, 일본의 관련 학자들이 NHK 방송에 출연해 "환경 중에 배출된 화합 물질이 생물체 내에 유입되어 마치 호르몬처럼 작용한다"라고 발표하면서 생겨난 용어다.

　현재 알려진 환경호르몬은 176종이 넘으며, 알려지지 않은 것도 많다. 대표적인 것은 농약, 방부제(파라벤), 과불화물화합물, 합성호르몬, 중금속, 의약품, 플라스틱 가공제인 프탈레이(Phthalate) 등이 있다. 프탈레이트는 플라스틱 제품뿐만 아니라 통조

림, 방향제, 샴푸, 위생 장갑, 화장품, 심지어 영수증에도 사용된다.

환경호르몬은 생체 내의 유사 호르몬 역할을 하므로 극소량이라도 문제를 일으킬 수 있다. 특히 환경호르몬은 당사자뿐만아니라 인체에 축적되어 다음 세대까지 영향을 미친다.

환경호르몬에 대한 노출은 직접적 노출과 간접적 노출이 있다. 직접적 노출은 우리가 섭취하는 농작물 내 남아 있을 수 있는 잔류 농약, 가공식품에 함유된 방부제, 그리고 일상에서 광범위하게 사용되는 플라스틱 제품의 사용 과정에서 흡수될 수 있다. 간접적 노출은 환경 오염원에서 배출된 내분비 교란 물질이 대기·수질·토양 환경을 1차로 오염시키고, 생태계의 먹이 사슬을 거치면서 농축되어 오염된 지역의 물고기, 쇠고기, 돼지고기, 닭고기 등의 지방질에 축적되는데, 이를 섭취할 경우 환경호르몬이 인체에 흡수되는 것을 말한다.

대표적 환경호르몬의 부작용을 설명하면 다음과 같다. 플라스틱의 프탈레이트 물질은 생식기관과 성장 발달에 영향을 미치며, 어린이 대뇌 발달 이상에 영향을 미쳐 주의력 결핍, 과잉행동증후군 등의 문제를 유발한다. 어린이 장난감의 대부분은 플라스틱 제품으로, 어린이 장남감에 "입에 넣으면 프탈레이트 가소제가 용출될 수 있습니다"라는 경고문이 있다. 따라서 어린이를 둔 부모님은 아이들에게 이런 행동을 하지 않도록 교육이 꼭 필요할 것이다.

중금속인 카드뮴 만성 중독의 경우, 호르몬 이상과 난소의 형태적 이상을 초래해, 조산이나 저체중아 발생을 초래할 수 있다.

납은 쉽게 분해되지 않고 폐 속으로 들어오면 혈액을 통해 온몸에 퍼진다. 장기나 조직으로 확산되어 복부 팽만감, 통증, 변비, 근육의 쇠약이나 마비, 관절통, 권태감, 불면증, 경련 등 급성 증상이 발생할 수 있다. 수은 중독은 발열, 오한, 구토, 호흡 곤란, 두통, 감정 변화, 불면, 신경과 근육의 변화, 신경 반응의 변화, 인지기능 장애 등의 증상이 나타난다.

보존제나 방부제로 사용되는 파라벤은 피부나 입을 통해 몸으로 흡수되며, 성호르몬의 교란, 유방암의 발생, 전립선 장애와 연관이 있는 것으로 추정된다. 건강보험심사평가원 자료에 따르면, 최근 5년 사이에 성호르몬 과잉으로 인한 성조숙증이 41% 정도 증가한 것으로 알려져 있다. 항균제인 트리클로산은 간 섬유화와 발암성이 있으며, 에스트로겐의 양이 지나치게 많아지면 상대적으로 안드로겐의 탈남성화(정자 수 감소, 미성숙, 고환과 음경의 기형 등)가 되는 문제가 발생한다.

암을 유발한다고 알려진 과불화화합물은 탄소와 불소의 강한 공유 결합의 형태인데 방수나 코팅 재료로 사용되는데 아웃도어 제품, 종이컵, 프라이팬 등에 사용된다. 최근, 국립환경과학원에서는 지하수, 하천, 폐수 처리장, 하수, 토양 등에 과불화화합물의 함유 실태를 추적 조사하고 있다.

환경호르몬은 생활 주변에 광범위하게 퍼져 있으며, 우리가 모르는 가운데 인체에 흡수되어 축적된다. 환경호르몬의 흡수를 줄이기 위해 우리가 할 수 있는 일은, 가능하면 플라스틱 제품 사용을 절제하고, 방부제가 함유된 가공식품의 섭취를 줄이며, 무농약 식품을 선택하는 것이다.

05
미세플라스틱의
습격

　최근 언론에서 앞다투어 미세플라스틱(Micro-plastics)의 실상과 해양 생물의 미세플라스틱 검출을 보도하고 있어 불안감을 높이고 있다. 아울러 외국 언론을 통해 전 세계 수돗물에서 미세플라스틱이 검출되었다는 보도와 더불어 국내에서도 환경부 보도 자료(2017년 11월 20일)에 의하면, 국내 수돗물 일부에서도 미세플라스틱 검출이 보도되어 국민들 사이에 불안감이 높아지고 있다. 그뿐만 아니라 〈매일경제〉 2018년 3월 21일자 보도 내용을 보면, 뉴욕 주립대 셰리 메이슨 교수 연구진이 미국, 중국, 인도 등 9개 국가에서 판매되는 11개 브랜드의 생수 259개를 대상으로 연구한 결과, 대상 생수 중 93%에서 미세플라스틱이 검출되었다고 한다. 우리가 믿고 사 먹는 외국의 유명 생수에서도 미세플라스틱이 검출되었다는 사실에 불안감이

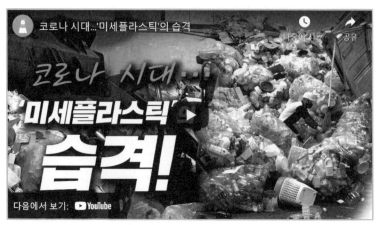

CBS 〈노컷뉴스〉 2021년 6월 29일 방송분

더해지고 있다. 생수병의 대부분이 플라스틱이므로 생수병이
나 뚜껑에서 생성될 수 있고, 제조 과정에서 유입되었을 수 있
을 것이다.

일상생활에서 플라스틱 사용량이 증가함에 따라 플라스틱 폐
기물 배출량이 급증하고, 이로 인한 생태계 교란 및 환경 파괴
등 큰 위협으로 작용하고 있다. 플라스틱 중 크기가 5mm 이하
의 플라스틱 조각을 미세플라스틱이라고 하며, 배출 특성에 따
라 1차(제조 당시 5mm 이하) 및 2차(환경 노출되어 풍화 등에 의해
5mm 이하로 작아짐) 미세플라스틱으로 구분된다.

미세플라스틱에 대한 관련 연구는 1972년 카펜터(Carpenter)
와 스미스(Smith)가 북대서양 사르가소 해(海)를 대상으로 조사한 것이 최초 사례다. 2010년 이후부터 미세플라스틱이 새로운 오염 물질로 관심을 받으며, 해양 중심으로 관련 연구가 급증했다. 국내에서는 한국해양과학기술원에서 2010년도 초반에 해양을 대상으로 미세플라스틱 관련 연구를 시작해, 해양·해변에서의 미세플라스틱 분포, 해양 생물에 대한 미세플라스틱 연구를 수행했고, 담수에서의 미세플라스틱에 대한 조사는 2016년 이후 환경부의 국립환경과학원에서 연구를 수행하고 있다.

공공 하수 처리 시설 50개 소를 대상으로 조사한 결과, 하수 유입수에서는 평균 98.3개/L가 검출되었으며, 하수 처리 후 방류수에서는 평균 0.109개/L로 미세플라스틱의 평균 처리 효율이 99% 이상인 것으로 조사되었다. 연구에 따르면, 하수 처리 시설 일부에서 유입수 중 미세플라스틱 농도(크기 20㎛ 이상)는 각각 최대 904개/L가 검출되었으며, 1일 유입량은 최고 약 600억 개로 추정된다. 미세플라스틱은 폴리에스터 등 종류가 다양한데, 크기는 주로 1,000㎛ 이하로 조사되었다. 하수 처리 시설에서 처리 후 방류된 방류수에는 초기 유입수에 비해 1% 내외의 미세플라스틱이 남아 있으므로 좀 더 제거율을 높이는 기술을 개발 중이라고 한다. 어쨌든 이들은 하천을 거쳐 궁극적으로 바다로 흘러가게 된다.

그러나 세계보건기구(WHO)에서는 미세플라스틱이 인체에 어떤 위해성이 있는지는 명확하지 않다는 입장이며, 위해성에 대한 연구가 진행되고 있는 실정이다. 그러나 2016년 〈사이언스〉지에 발표된 내용을 보면, 해양 동물에 대한 위해성으로 미세플라스틱에 노출된 해양 생물은 성장 속도, 생식 기능, 뇌 손상 등의 문제가 있음을 알 수 있다.

인간 건강에 대한 위해성 논란이 있을 수 있지만, 앞에서 설명한 바와 같이 플라스틱에 사용되는 프탈레이트는 이미 환경호로몬으로 알려져 있으므로 미세플라스틱이 인체로 유입되면 유해성은 피할 수 없을 것이다. 인류가 쓰고 버린 플라스틱은 강, 호수, 바다로 흘러 들어가 지언 분해되는 데 수백 년의 시간이 걸린다는 점에서 매우 위험한 환경 문제임은 틀림없다. 궁극적으로는 플라스틱의 사용을 줄이고 대체 재료를 찾는 것이 중요할 것이다.

온천과
약수 여행

우리나라에서는 예로부터 수질 좋은 물을 약수라고 부르며, 민간에서는 물을 통한 치료적 효능에 대한 기대가 있었다. 그 가운데 탄산 약수와 온천수는 역사적으로도 다양한 치료에 활용했다는 기록이 있다. 톡 쏘는 맛의 탄산 약수는 탄산뿐만 아니라 일반 지하수나 하천수에 비해 수십 배에서 수백 배 높은 미네랄을 함유하고 있다. 온천수는 일반물에 함유되지 않는 유황이나 특정 미네랄의 함량이 높으며, 대부분이 알칼리성의 특성을 갖는다. 이러한 탄산 약수와 온천수의 생성 과정과 미네랄 특성, 치료의 역사, 치료 효과에 대해서 과학적으로 알아보자.

01

탄산 약수터 방문

 탄산 약수는 톡 쏘는 맛의 아주 독특한 천연수로, 우리나라 오대산과 설악산 일대의 오색약수, 송촌약수, 방아다리약수, 경북 청송의 달기약수, 신촌약수, 충청 지역의 초정약수, 제주도 산방산 탄산 온천, 울릉도 도동약수 등이 유명하다.

 탄산(H_2CO_3)은 이산화탄소(CO_2)가 물(H_2O)에 녹아 있는 상태로, 유럽에서는 다양한 수질의 천연 탄산수가 산출되고 있으며, 일반 생수와 대등할 정도로 천연 탄산수가 많이 판매되고 있다.

 유럽 여행 중 레스토랑에서 음식을 주문할 때 다음과 같은 상황을 경험한 바 있을 것이다. 웨이터가 메뉴판을 건네주면서 간단하게 "썸싱 투 드링크(Something to drink)?"라고 묻는다. 유럽은 식사 전에 음료나 주류를 먼저 주문한다. 우리가 워터를 주문하면 웨이터는 다시 "가스(Gas), 노 가스(No gas)?"라며 유럽식 발음으로 되묻는다. 이런 상황이 처음이라면 좀 당황스러울 수 있다. 물을 주문했는데 왜 가스라고 하는지 의아할 것이다. 그러나 이들이 말하는 '가스 또는 노 가스'는 탄산가스가 들어 있는 탄산수를 원하는지, 아니면 탄산가스가 없는 스틸 워터(Still water)를 원하는지를 묻는 것이다. 고기와 빵을 주식으로 하는 유럽인들은 탄산가스가 함유된 물을 상당히 선호하기 때문에 묻는 것이다. 특히 어린이들에게는 콜라와 같은 탄산 음료 대신에 성장을 돕고 비만 방지를 위해 천연 탄산수를 마시게 한다.

천연 탄산수는 대체로 풍부한 미네랄을 함유해 인위적으로 탄산가스를 주입한 물과는 성분과 물맛이 다르다. 시중에는 천연 탄산수와 인위적으로 탄산을 주입한 인공 탄산수가 판매되고 있다. 요즈음에는 천연 탄산수에 탄산을 추가 주입해 판매하는 경우가 많다. 천연 탄산수는 청량하고 좋은 맛을 주는 반면, 인공 탄산수는 약간 쓴맛을 주며 청량감도 떨어진다. 보통 사람의 경우 맛의 차이를 느끼지 못할 수 있으나, 맛을 천천히 음미하면서 탄산의 강한 느낌 뒤에 오는 미네랄의 맛에 집중하면 그 차이를 느낄 수 있다.

탄산은 오래전부터 민간에서 위 운동을 활발하게 해서 소화 작용을 촉진하며, 소화 불량, 위장병 등의 환자들에게 치료 효과가 있는 것으로 전해져 내려왔으며, 피부병의 치료에도 도움이 되는 것으로 알려져왔다. 세종대왕께서는 안질과 피부병 등의 질환을 치료하기 위해 충북 초정리에서 장기간 요양하면서 탄산 약수로 치료했다는 역사적 기록이 있다.

여기서 다음과 같은 궁금증이 생길 것이다. 탄산 약수의 독특한 성분인 탄산을 형성하는 이산화탄소(CO_2) 가스는 어디에서 공급된 것일까? 왜 특정한 지역에서만 탄산 약수가 솟아나는 것일까? 그리고 탄산 약수는 의학적 효능이 정말 있는 것일까? 필자는 이러한 궁금증에 대해 오랜 연구 끝에 우리나라 탄산 약수의 생성 과정에 대한 모델과 수질 성분의 형성 과정에 대한 과학적 사실을 밝혀 수 편의 국내외 논문으로 발표한 바 있다.

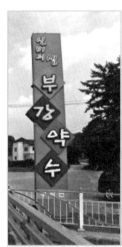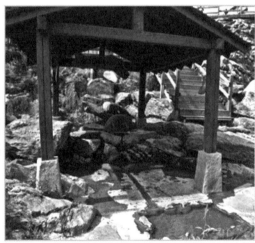

세종시 인근 부강약수터 – 백제 시대 때 발견된 탄산 약수터로, 탄산과 철분이 많아 약수가 솟아나는 주변에 붉은색 철산화물이 침전되어 있다.

출처 : 세종특별자치시 공식 블로그

02
탄산 약수와
학문적 인연

우선 탄산 약수라고 불리는 천연 탄산 미네랄워터의 탄산가스는 어디에서 공급되었을까? 이에 대한 의문은 탄소동위원소($C-13$)와 헬륨동위원소 분석을 통해 밝힐 수 있다. 지구상의 이산화탄소는 대기, 석회암과 같은 암석, 토양층, 지구 내부의 마그마 등에 존재한다. 결론적으로 말하면 이들 각각으로부터 조금씩 다른 비율로 탄산 약수에 녹아 있지만, 놀랍게도 주된 공급원은 지하 수십 킬로미터 아래에 있는 마그마 내에 존재하는 이산화탄소로 밝혀졌다.

이 부분은 뒤에서 다시 설명하기로 하고, 우선 탄산가스의 기원이 마그마와 맨틀 상부에 존재하는 이산화탄소라는 사실을 밝히기까지는 쉬운 과정이 아니었다. 국내에서도 탄소동위원소 분석은 가능했기 때문에 일차적으로 탄소동위원소 분석을 통해 지구 내부 마그마에 존재하는 이산화탄소 가스일 가능성은 확인했지만, 이것만으로 완벽한 증거가 될 수 없어 헬륨가스 동위원소 분석을 통한 명확한 검증이 필요했다. 그러나 2000년대 초까지 국내에는 헬륨가스를 분석할 수 있는 장비가 없었기 때문에 국내에서 관련 연구가 전무한 상태였다. 이런 상황에서 수년이 지난 후, 일본의 도쿄대학교 지각화학연구실의 나가오 (Keiseo Nagao) 교수와의 공동연구가 시작되면서 탄산의 기원에 대한 오랜 숙제가 확실히 풀리게 되었다.

나가오 교수와의 인연은 2000년 가을로 거슬러 올라간다. 필자가 수행 중이던 프로젝트와 관련해 일본 온천에 대한 여러 정보를 수집하기 위해 일본의 국제학술지 〈Geochemical Journal〉 편집위원장에게 메일을 보내 온천 관련 전문가 추천을 부탁했는데, 이분이 한국 연구진과 인연이 있는 나가오 교수를 소개한 것이다. 이렇게 해서 2000년 가을, 필자와 동료 교수인 박 교수와 함께 일본 도쿄대학교를 방문하면서 나가오 교수를 만나게 되었다. 그즈음 필자는 막연하지만, 헬륨가스 등 노블 가스의 전문가인 나가오 교수와 언젠가 공동 연구의 기회가 있었으면 좋겠다는 생각을 하고 있었다. 그러나 당시 나가오 교수는 운석 내 헬륨가스 분석을 통한 우주과학 연구에 주력하고 있어서 온천수나 탄산수에 대한 관심도는 낮은 상황이었다.

그 후, 다시 2년이 지나 나가오 교수가 일본 측 연구비 펀드를 확보해 한국의 온천수에 대한 공동연구를 하자고 제안하면서 한-일 공동 연구의 인연을 맺게 되었다.

나가오 교수는 지금은 은퇴했지만, 헬륨가스 분석과 연구에 있어 세계적 수준의 장비와 연구 업적을 가진 학자로서 학문적으로 매우 성실한 분이다. 그뿐만 아니라 인자한 성품으로 한국 문화와 음식을 매우 좋아하시는 분이었다. 이 글을 통해 이분과의 인연이 필자의 학문적인 영역 확대와 발전에 큰 계기가 되었음을 밝힌다. 아울러 나가오 교수와 더불어 일본의 대학과 오랜 기간 교류 있었던 이화여대 김○한 교수가 연구 그룹에 참여해 공동연구진을 만들어 국내 온천수와 탄산수 내 헬륨 동위원소 연구 주제로 한국연구재단의 연구비를 3년 단위로 두 차례 받게 되었다. 이후, 유사한 연구 주제로 지속적인 연구비 수혜를 통해 나가오 교수와 김○한 교수와는 10여 년 동안 공동 연구를 진행했다.

방학 때마다 필자의 연구진과 일본 연구진, 이화여대 연구진이 함께 전국의 온천과 탄산 약수터를 찾아다니며 연구를 진행했다. 탄산수 내 헬륨가스의 채취는 대기의 노출 오염을 차단할 수 있도록 설계된 밀폐 밸브가 양쪽에 달려 있는 특수 진공 유리 용기를 이용했으며, 채취된 가스 시료는 나가오 교수가 직접 도쿄대학교로 운반해 실험실에서 헬륨가스를 분석했다.

분석 결과, 지하 수십 킬로미터 아래에 존재하는 마그마나 맨틀 내에 존재하는 헬륨가스[3]의 존재를 국내 최초로 확인하게 되었고, 그 결과를 국제학술지에 발표했다. 이를 통해 탄산가스

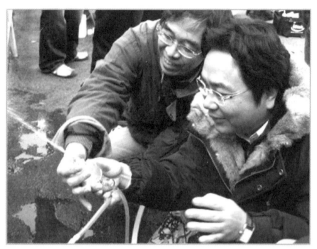

나가오 교수와 필자가 온천가스 시료를 채취하는 모습

가 지하 깊은 곳에서 공급되었다는 확실한 증거를 확보하게 된 것이다.

　나가오 교수, 김○한 교수와는 탄산수 연구뿐만 아니라 국내 온천수 연구도 수년간 공동으로 진행해 중요한 자료를 많이 도출했고, 많은 관련 논문을 공동으로 발표했다. 김○한 교수는 이화여대 지구과학교육과에 재직했고, 지질학계의 지구화학 동위

---

3) 헬륨(Helium)은 불활성 기체인데, 우주가 열리면서 가장 먼저 생성된 원소가 원자번호 1번인 수소(Hydrogen)이며, 다음에 생성된 원소가 원자번호 2번인 헬륨이다. 현재 우주를 구성하는 원소의 약 98%가 수소와 헬륨가스다. 46억 년 전 지구가 생성될 때, 우주에 존재하던 헬륨가스가 지구 내부에 함유되었다. 지구 내부 맨틀 마그마에 존재하는 헬륨가스에는 헬륨-3 동위원소가 우세하며, 지각의 화강암에 함유된 우라늄 원소가 붕괴되는 과정에서도 헬륨이 생성되는데, 이 과정에서는 헬륨-4 동위원소가 주로 생성된다. 또한 대기 중에도 헬륨가스가 존재하며, 물속에 녹아 있는 극소량의 헬륨가스의 동위원소 비율 계산을 통해 헬륨가스의 기원을 밝힐 수 있다.

원소 분야의 선구자로서 학문적 열정이 대단한 분이다. 이화여대 재직 시 이화금란여고 교장을 5년간 역임하고, 교수 퇴임 이후에는 한국지질자원연구원 원장을 3년간 재임한 바 있어 경영자로서도 탁월한 면을 갖춘 분이다. 두 분의 교수와 오랜 기간 함께 연구한 필자로서는 학문적으로나 인간적으로나 큰 행운이었다. 두 선배 교수께 항상 감사의 마음을 간직하고 있다.

03

탄산가스의
긴 여행

그러면 다시 탄산 약수의 생성에 관한 이야기로 돌아가서, 지하 수십 킬로미터 아래의 마그마 방이나 상부 맨틀에 존재하는 CO_2 가스가 어떻게 지표면까지 올라오게 되는 것일까? 그리고 특정한 지역에서만 탄산 약수가 생성되는 이유는 무엇일까?

이 궁금증에 대한 필자의 연구 결과를 요약하면, 먼저 국내 탄산 약수는 특정한 지질 구조를 따라서 산출된다는 공통점을 찾았고, 지역별 탄산 약수마다 지질 구조를 분류했다. 탄산 약수는 크게 3가지 유형의 지질 구조를 따라서 산출됨을 밝혔다. 첫 번째, 단층대(암석 단위가 크게 분리되어 상대적인 움직임이 있었던 지질 구조)를 따라서, 두 번째, 서로 다른 지질의 경계면을 따라서, 세 번째, 암맥이 많은 지질 구조를 따라서 산출된다는 것이다. 암맥은 지하 깊은 곳에서 뜨거운 마그마 또는 열수가 암석의 깨어진 틈을 따라서 상승해 굳어져 암석 틈 사이에 끼여 있는 길고 폭이 좁은 암석이다. 이러한 유형의 지질 구조는 지하 깊은 곳과 연결 통로가 비교적 잘 확보되어 있어 지하 깊은 곳에 존재하는 탄산가스가 꾸준히 지표면으로 상승하기 좋은 지질 구조가 되는 것이다. 따라서 이러한 지질학적 요소가 갖춰진 특수한 지역에서만 탄산 약수가 생성된다.

지금까지 탄산가스의 공급원과 공급 통로에 관해서 설명했다. 이제부터는 탄산 약수가 생성되는 과정을 알아보자. 빗물은 땅속으로 스며들어 지하의 암석 틈을 따라 흐르게 된다. 이렇게 지하 암석층에서 흐르는 물로 인해 이른바 '대수층(帶水層)'이라는 물 저장소가 형성된다. 물 저장소가 단층대, 지질 경계부, 암맥군과 같은 지질 구조를 따라서 형성될 경우, 지하 깊은 곳에서 지표로 상승하는 이산화탄소와 만나게 되면서 초기의 탄산수가 형성된다. 초기의 탄산수는 pH 5 이하의 산성 특성을 가지며, 미네랄 성분이 높지 않다. 산성의 초기 탄산수는 지속적인 탄산의 공급이 이루어지는 조건에서 암석 틈을 따라 느린 속도로 이동하면서 주변의 암석과 활발한 화학 반응으로 일반적인 지하수에 비해 훨씬 높은 농도의 미네랄을 용출하게 된다. 미네랄 용출을 통해 탄산수는 산성에서 서서히 중성에 가까운 약산성으로 변하면서 pH 6.0 내외의 다량의 미네랄을 함유하는 숙성된 탄산 약수로 진화된다.

이렇게 형성된 탄산 약수는 지하 암석 틈 사이의 물 저장소

(대수층)에 집결되면 높은 가스 압력 상태에 놓이게 된다. 탄산 가스의 압력으로 탄산 약수는 암석의 작은 틈 사이로 올라와 지 표면으로 솟아나게 된다. 탄산 약수는 여러 가지 지질학적 조 건들이 모두 충족되는 환경에서만 생성될 수 있는 선택된 천연 수인 것이다.

약이 되는
탄산 약수

우리나라에서는 천연 탄산수를 '약수'라고 부르며, 예로부터 민간에서는 약리적 효능에 대한 기대가 있었다. 탄산 약수는 일반 지하수에 비해 수십 배에서 수백 배 높은 미네랄을 함유하고 있다. 칼슘, 마그네슘, 나트륨, 칼륨, 실리카, 탄산, 중탄산 등이 중요 미네랄로 평균적으로 수백mg/L의 높은 농도를 보인다. 그리고 일반 물에서는 1mg/L 이하의 미량으로 존재하는 철, 망간, 바륨 등의 미네랄도 높은 농도를 보인다.

일부 탄산 약수의 경우 불소가 높게 함유된다. 국내의 탄산 약수는 대부분 철분과 불소의 높은 함량으로 음용수 수질 기준을 만족시키지는 못하지만, 약수는 의학적 관점에서 별도의 수질 기준이 필요하다. 다양한 미네랄과 탄산 등이 인체에 미치는 약리적인 효과와 철 및 불소의 위해성 사이에 의학적인 조정이 필요한 것이다. 외국의 사례로써, 뒤에서 소개될 '체코 카를로비바리 온천수'는 독특한 수질로 음용수 기준에 충족하지 못하지만, 치료 목적으로 음용할 수 있게 의료 시스템으로 만들었다.

필자의 개인적인 견해로는 약수를 단기간 음용하는 것은 소화불량, 위장병 등에 도움이 된다고 생각한다. 아울러 탄산수에 목욕하면 혈압을 내리고 혈액 순환 개선, 피부병 치료 등에 도움이 된다는 것은 이미 의학적으로 알려진 사실이다. 탄산욕은 피부 모공을 자극해 모공을 확대하고, 혈액 순환 및 혈압을 내리는 역할을 한다. 탄산수를 음용할 경우, 위 운동을 자극하고 위액의 분비를 촉진시킨다. 탄산 약수에는 위산을 중화시키고 혈액의 pH를 일정하게 조절하는 중탄산(HCO_3^-)의 함량이 일반 생수에 비해 10배 이상 높다.

과거, 필자가 깊이 관여해 제작한 〈약수의 신비〉와 〈2억만 년의 비밀, 탄산 약수〉라는 MBC 다큐를 보면, 암 환자들이 강원도의 공기 좋고, 약수터가 가까운 곳에서 생활하며, 매일 약수터까지 산책하면서 탄산 약수를 음용해 암을 치료했다는 실제 사례를 볼 수 있다.

또한, 탄산 약수 내 미네랄을 추출해 이를 동물에 주입함으로써 암의 성장을 억제하고 암의 크기를 줄여주는 효과를 확인하기도 했다. 암 치료의 다른 사례로, 암 환자가 밭에서 나는 토종 마늘을 매일 10통씩 죽염에 찍어 먹고 암을 치유했다는 사례가 잡지에 소개된 바 있다. 이처럼 마늘의 항암 효능은 이미 잘 알려져 있지만, 소금의 미네랄이 암 성장을 억제할 수 있다는 효능에 대한 가능성 역시 제시되고 있다. 미네랄 효능에 대한 과학적인 입증을 위해서 다양한 임상실험 연구가 더 필요할 것이다. 미네랄의 역할은 앞에서 자세하게 소개되었지만, 미네랄의 종류에 따라서 물 구조가 달라지며, 물의 구조(단단한 구조와 느슨한 구조)는 암과 당뇨 발생과도 연관이 있는 것으로 보인다.

탄산 약수는 항균 효능이 있어 앞에서 이야기한 것과 같이 세종대왕께서 안질 치료를 위해 초정리 탄산 약수터를 찾았다는 기록이 있다. 특히 탄산수로 눈을 씻게 된다면, 탄산의 자극으로 매우 따가움을 느낄 수 있다. 이외 MBC 다큐에서는 탄산 약수로 담근 김치와 일반 물로 담근 김치의 숙성이 다른 것을 실험을 통해 보여준 바 있다. 탄산이 유산균 발효를 천천히 진행하도록 억제한다는 증거를 보여준 것이다. 탄산 약수터 주변 식당의 단골 메뉴는 닭백숙인데, 닭 요리 시 탄산 약수를 사용하면 육질이 더욱 연하고 맛이 좋아지기 때문이다. 또한 일반 물과 탄산수에 담근 지렁이의 생존 상태를 알아보는 실험에서 탄산수에 담근 지렁이는 탄산의 자극과 공격으로 오래 살지 못했

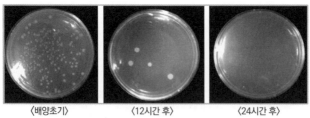

〈배양초기〉　　　〈12시간 후〉　　　　〈24시간 후〉
탄산수 내 배양된 대장균 군집 수의 시간에 따른 변화

국내 탄산 약수의 수질 특성

지역(n)	통계	pH	전기전도도 (μS/cm)	나트륨 (Na)	칼륨 (K)	칼슘 (Ca)	마그네슘 (Mg)	실리카 (Si)
강원(14)[1]	Max.	7.43	2,230	485	27.2	326	37.9	45.8
	Ave.	5.78	1,116	120	6.65	117	14.1	30.7
	Min.	5.19	200	6.63	0.39	11.1	0.03	15.3
충청(20)[1]	Max.	6.76	2,950	306	20.3	517	45.6	46.2
	Ave.	5.73	1,017	75.9	4.01	153	17.4	25.8
	Min.	4.80	101	9.60	1.39	5.10	1.60	9.40
경북(31)[1]	Max.	6.47	3,100	225	24.6	521	133	61.7
	Ave.	5.97	1,737	104	7.25	258	58.1	32.6
	Min.	5.19	422	10.9	0.80	27.8	12.2	15.7
제주(4)[2]	Max.	6.25	5,050	418	60.7	273	510	69.7
	Ave.	6.24	3,704	263	44.0	222	286	42.1
	Min.	6.24	2,716	114	32.0	143	114	28.1

(단위 : mg/L)

지역(n)	통계	중탄산 (HCO_3)	염소 (Cl)	황산염 (SO_4)	질산염 (NO_3)	불소 (F)	철 (Fe)	스트론튬 (Sr)
강원(14)[1]	Max.	1,559	24.1	27.6	0.30	12.5	54.0	10.9
	Ave.	779	7.75	12.6	0.02	5.49	15.5	4.15
	Min.	67.4	3.50	3.90	0.00	1.55	0.08	1.16
충청(20)[1]	Max.	2,358	31.3	21.9	57.1	4.35	13.2	2.50
	Ave.	681	20.1	0.60	11.6	1.42	2.25	0.93
	Min.	27.2	3.80	11.6	0.00	0.06	0.00	0.05
경북(31)[1]	Max.	2,477	32.0	38.6	48.0	2.30	48.7	5.94
	Ave.	1,391	18.2	24.3	4.47	0.92	9.68	1.75
	Min.	255	1.30	7.14	0.10	0.05	0.30	0.36
제주(4)[2]	Max.	3,509	120	36.5	0.22	0.12	1.58	3.03
	Ave.	2,522	55.0	16.5	0.07	0.07	0.65	2.40
	Min.	2,124	13.5	0.87	0.00	0.03	0.02	1.03

(단위 : μg/L)

지역(n)	통계	망간 (Mn)	바륨 (Ba)	리튬 (Li))	아연 (Zn)	구리 (Cu)	게르마늄 (Ge)
강원(14)[1]	Max.	808	–	–	103	2.40	–
	Ave.	58.6	–	–	7.40	0.23	–
	Min.	0.45	–	–	0.05	0.06	–
충청(20)[1]	Max.	2,730	60.0	670	610	34.3	25.1
	Ave.	727	15.1	89.9	56.4	13.7	3.09
	Min.	22.9	0.10	14.1	0.10	1.61	0.02
경북(31)[1]	Max.	950	795	950	250	836	3.98
	Ave.	358	108	294	53.0	44.8	1.59
	Min.	0.01	0.12	21.3	12.1	1.10	0.25
제주(4)[2]	Max.	1,726	721	728	24.5	6.90	1.63
	Ave.	945	342	323	10.3	2.01	0.59
	Min.	189	21.0	20.2	1.65	0.10	0.00

출처 : [1]Jeong et al.(2005) [2]Jeong et al.(2016)

다. 아울러 탄산수의 항균효능에 대한 필자의 연구 결과를 간단하게 소개하면 대장균에 탄산수에 배양한 결과 탄산의 강도에 따라서 약간의 차이는 있지만 24시간 후 거의 사멸되는 결과를 확인할 수 있었다(사진 참조).

국내에서 솟아나는 탄산 약수에 대한 의학적 효능을 포함한 다양한 활용 방안을 위한 심도 있는 연구가 필요하다.

필자가 오랫동안 연구한 국내 탄산약수의 수질분석자료는 산출지역별(강원, 충청, 경북, 제주)로 구분 표에서 통계값으로 제시했으니 참고바란다.

05

온천 치료의
역사

온천은 추운 겨울뿐만 아니라 더운 여름에도 이용하는 사람이 많다. 온천욕은 단순한 목욕 이상의 가치가 있다. 예로부터 동서양을 불문하고, 온천은 인간의 건강 및 질병 치료와 관계가 있는 것으로 알려져왔다.

서양의 온천 치료는 고대 그리스·로마 시대부터 알려져왔으며, 이를 온천요법 'Balnéothérapie(발네오테라피)'라고 했다. 로마인들에게 온천은 부와 여유의 상징으로, 과거 로마의 영토인 곳에는 대규모 온천장이 세워졌다. 영국 런던에서 북쪽 174킬로미터 떨어진 로만 바스(Roman bahs)는 온천도시로 기원전 1세기경에 로마인들이 영국을 침공해 약 400년간 지배하면서 온천을 개발했다. 온천장에는 현재도 46℃ 온천수가 하루에 1,170톤이 솟아난다고 한다. 1987년 도시 전체가 유네스코 세계 문화유산으로 지정되었으며, 매년 100만 명 이상의 관광객이 찾는 명소인데, 박물관에는 과거의 로마인들의 온천 문화 흔적들이 비교적 잘 보존되어 그 당시의 온천 문화를 엿볼 수 있다. 이탈리아 로마의 콜로세움 주변에는 거대한 규모의 카라칼라 황제 목욕탕, 디오클레티아누스 황제 목욕탕의 잔해가 남아 있는데, 이 목욕탕들은 각각 동시에 1,600명과 3,000명이 목욕을 할 수 있는 규모였다고 한다. 당시 로마인들에게 목욕탕은 단순한 목욕의 차원을 넘어 사교와 회합의 장소였다.

유럽에서 온천이 많은 국가 중 하나인 힝가리 부다페스트에는 현재 110개 정도의 온천장이 있는데, 터키인(오스만투르크)들이 헝가리를 점령하면서 만든 온천 목욕탕 문화가 지금까지 이어져오고 있다고 한다.

태평양판과 유라시아판이 마주치는 판(Plate)의 경계부에 위치한 일본은 화산 활동이 많은 지질학적 특성상 온천이 많으며, 일찍이 온천 문화가 발달했다. 일본의 온천 치료는 불교의학을 바탕으로 시작되었다. 이후 전해진 중국 한의학과 접목해 온천탕을 이용한 치료로 발전했으며, 무사들의 전쟁상처를 치료하는 데 이용되었다는 기록이 있다.

우리나라 온천의 유래는 《삼국사기》를 비롯한 고문헌에 따르면, 신라 시대 왕족이 미용이나 위락을 목적으로 온천을 이용한 것으로 기록되어 있어 우리나라에서도 수천 년 전부터 온천 요법이 있었음을 알 수 있다. 《조선왕조실록》에는 조선의 많은 임금들이 온양 온천에 머물면서 치료한 기록들이 있다. 온양(溫陽)이라는 지명은 세종대왕이 지어준 지명으로, 세종대왕은 1433년 온양에 행궁을 따로 지어, 이곳에서 머물면서 치료를 하며 정사도 볼 수 있는 공간을 마련했다. 조선 왕실의 임시 집무실 겸 온천 휴양 시설이었던 것이다. 온천을 찾은 왕들은 모두 피부병으로 고생했다는 공통점이 있다. 조선 시대에 피부병은 치료가 어려운 난치병으로, 세조는 피부병으로 고생하다가 결국 승하한 것으로 역사 기록에 나와 있다. 세종은 안질, 당뇨, 피부병 등의 질병으로 고생했는데, 온양에 3번 와서 94일간 머물며 휴양도 하고 온천 치료를 했다는 기록이 있다. 온양 온천이 있는 아산시에는 온양 온천 외 알칼리성의 아산 온천과 유황천인 도고 온천이 있다.

1981년에 온천법을 제정하면서 우리나라에서 온천은 다음과 같이 정의된다.

"온천이라 함은 지하로부터 용출되는 섭씨 25℃ 이상의 온수로써 그 성분이 인체에 해롭지 아니한 것을 말한다."

온천의 정의는 국가마다 기후환경 등에 따라서 온천수의 온도, 용존 물질의 한계치 등을 각각 다르게 규정하고 있다.

현대 급격하게 진행되는 고령화 사회에서 노인 건강은 국가적 차원의 문제다. 세계적 장수국가로 꼽히는 일본은 2만 8,000여 개의 많은 온천을 이용해서 온천욕과 온욕 요법을 활용해온 것이 장수 국가가 된 원인 중 하나라는 분석 결과도 있다. 독일에서는 온천을 의료나 건강 증진으로, 프랑스에서는 '물을 이용한 치료법'으로, 미국에서는 '물을 이용한 운동 요법'으로 이용하는 등 국가별 차이는 있지만, 치료의 목적으로 많이 이용하고 있다. 우리나라도 온천 치료 시스템을 도입해 온천의 의학적 활용에 건강보험을 적용하는 등 화학적 약물치료의 한계와 비용을 줄이는 방안을 국가적 차원에서 본격 논의해야 한다는 의료계의 의견이 제시되고 있다.

온천 치료

온천 치료는 다양한 수질 성분의 온천수를 이용하는 치료 활동으로 목욕, 음용, 수압 운동, 압주욕, 찜질 등의 방법을 통해 질병 치료는 물론이고, 보양, 휴양, 요양을 포함하는 건강 증진과 예방이라는 목적을 갖는다. 온천 치료는 온열, 수압 및 부력 자극에 의한 물리적 치료 효과뿐만 아니라 온천수에 함유된 탄산, 유황과 같은 가스 성분과 다양한 미네랄 성분으로 인한 화학적 작용을 통한 치료 효과를 얻을 수 있다. 이처럼 온천욕은 단순히 목욕을 즐긴다는 차원을 넘어 각종 질병의 치료효과를 기대할 수 있다.

온천 치료의 의학적 효과는 인체의 기능을 촉진시키고, 신체 조직의 운동을 활발하게 하고, 혈액의 순환을 좋게 하고, 신진대사를 촉진시켜 노폐물을 체외로 배출시켜줌으로써 인체의 부조화를 바로잡아주는 것이다.

우리나라에서 온천은 일부 질병 치료나 피로 해소를 목적으로 이용되어왔으나, 적극적인 질병 치료 시설 등은 미미한 편이다. 프랑스·독일 등 유럽에서는 온천을 치료 시설로 인식해 의료보험이 적용되며, 만성 또는 노인성 질환 등의 치료는 물론, 예방의학 목적의 이용을 통해 의료 비용도 절감시켜주는 효과를 얻고 있다. 온천 치료의 효능을 구체적으로 알아보자.

첫 번째, 심부 체온의 상승과 혈액 순환 빛 항진 작용이다. 온천욕을 통해 따뜻한 수온으로 혈관이 확장되면 혈액 순환이 원활하게 되어 혈행 개선을 통한 여러 가지 질환 치료에 도움을 준다. 혈액 순환의 촉진은 근육 속에 쌓여 있는 피로 물질인 젖산을 몸 밖으로 배출시키는 효과가 있어 피로 회복에도 효과가 크다.

심부 체온 상승과 관련해 온천욕(일본 쿠사츠 온천)과 일반욕의 차이에 대한 연구 결과를 보면, 50세 남성을 대상으로 동일한 습도와 실내 온도 상태에서 42℃ 온천수와 일반수에 각각 10분간 목욕 후 심부 체온(혀 아래 온도)을 측정한 결과, 온천욕을 한 경우에는 2.2℃ 상승했고, 일반욕을 한 경우에는 2.0℃ 상승한 것으로 나타났다. 그리고 온천욕의 경우에는 0.1~0.3℃ 상승된 심부 체온이 일반욕에 비해 몇 시간 더 지속된다는 결과를 다음 그림을 통해 알 수 있다. 이는 알칼리 온천수는 피

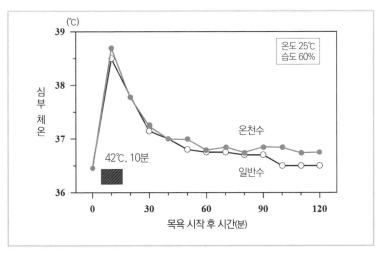

42℃ 온천수와 일반수에서 각각 10분간 목욕 후 심부 체온 유지 시간 비교

출처 : 신온천의학(일본온천기후물리의학회) (2012)

부 표면을 막처럼 감싸서 열의 발산을 억제해 체온이 잘 내려 가지 않도록 하기 때문이다[참고문헌 : 신온천의학(일본온천기후 물리의학회)]. 심부 체온의 중요성은 여러 문헌에서 강조되고 있 다. 심부 체온이 1℃만 높아도 우리 몸의 면역력이 5~6배 증가 한다고 한다. 반대로 1℃가 낮아지면, 면역력이 30% 정도 감소 한다고 알려져 있다.

항상 우리 몸을 따뜻하게 해야 하는 이유가 바로 면역력 때문 이며, 겨울철 추위에 노출되면 감기에 잘 걸리는 것도 체온이 낮 아짐에 따른 면역력 저하로 인한 것이다.

두 번째, 진통 완화 작용이다. 온천수에 용해되어 있는 화학 성분과 열 작용이 통증을 완화시키며, 특히 관절염이나 각종 신경통 등의 통증에 효과적이다. 또한 수압에 의한 마사지 치료는 관절염, 오십견 등의 치유에 도움을 준다.

세 번째, 진정 작용이다. 온천수는 신경의 긴장을 완화시킨다. 따뜻한 수온은 뇌의 부교감 신경을 자극해 신경전달물질인 아세틸콜린(acetylcholine)의 분비를 촉진시켜 심신의 안정을 가져다준다. 온욕이나 미온욕은 바쁜 현대인들의 과중한 업무나 복잡한 사회생활과 환경에서 오는 스트레스에 의한 신경의 긴장을 진정시키는 효과가 있다. 온천수의 열은 근육의 긴장을 완화시키고, 근육 경련을 풀어주는 작용을 하며, 중추신경 손상으로 일어나는 근육 경련 치료에도 좋은 효과가 있다.

네 번째, 체중 조절 작용이다. 온천욕을 통해 땀을 흘리고, 에너지 소모가 이루어지므로 온천욕을 일정하게 규칙적으로 하면, 자연스러운 체중 감소 효과를 기대할 수 있다.

다섯 번째, 피부 질환 치료 및 피부 미용 효과다. 알칼리성 온천수는 피부를 매끄럽게 하는 효과가 있으며, 탄산 유황을 함유한 온천수는 항균 및 항염 작용으로 피부 트러블과 피부 질환에 효과가 있으며, 모세관 확장을 통한 피부 노폐물 배출과 미네랄 흡수를 통한 피부 미용과 피부 노화 방지에도 효과가 있다.

여섯 번째, 온천탕 내에서의 운동 치료 효과다. 온천탕 내에서 운동은 온천수의 부력으로 관절과 허리 등에 무리를 주지 않으므로 허리 요통, 무릎 관절염 등이 있는 중년 이후 환자들에게 좋은 운동 치료 방법이다.

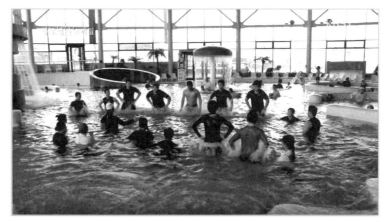

온천 물리치료-온천탕 내 수중 운동
출처 : KBS1 〈생로병사의 비밀〉 - '목욕으로 치료한다! 따뜻한 수치료' 2015년 1월 28일 방영

온천 치료 요법은 온천 병원에서 의사의 관리하에 행하는 만성 질환의 치료나 재활치료 등 의료적 온천 요법과 건강 증진, 질병의 예방이나 요양 측면의 온천 케어로 구분할 수 있다. 미래사회에서는 온천 케어가 중요한 의미를 가지게 될 것이며, 의료 산업 시장 측면에서도 중요할 것이다. 온천 요법은 약물 등을 사용하지 않고 스트레스를 해소하고 균형이 깨진 생체 리듬을 정상 회복하는 데 최적의 방법으로, 온천욕, 운동, 그리고 요양을 통한 심리 효과 등이 종합적으로 몸 전체에 작용하므로 건강을 더욱 효과적으로 개선시킬 수 있다.

07
해외 온천

세계에는 수많은 온천이 있지만, 이 책에서는 필자가 경험한 특별한 온천을 중심으로 몇 곳을 소개하고자 한다.

체코 카를로비바리 온천 도시

한국인들은 '체코' 하면, 수도 프라하를 가장 많이 기억하고 있을 것이다. 필자가 소개하고자 하는 체코의 또 다른 아름다운 도시는 프라하 공항에서 버스를 타고 갔을 때 약 3시간 거리 북쪽에 있는 카를로비바리(Karlovy Vary) 온천 도시다.

이 도시는 14세기 신성로마제국 황제, 카렐 4세(Charles IV)가 다친 발을 치료한 기록에서 유명해지기 시작했다. 지금도 세계 각국의 여행객과 유명 인사들이 휴양과 온천 치료를 위해 찾아오는 관광 명소다. 기록에는 대문호 괴테(Goethe), 작곡가 드

보르자크(Dvořák) 등도 요양을 위해 카를로비바리를 찾았다고 한다.

필자는 2014년 9월, 'MinWat 2014' 국제학회가 카를로비바리에서 학회를 개최했을 때, 논문 발표 차 방문할 기회를 얻었다. 온천은 도심을 흐르는 테플라 강을 따라서 79곳이 있으며, 그중 13곳의 온천이 치료 목적으로 이용되고 있다. 온천의 수온은 30~72℃로, 약 2,500m 지하 깊은 곳에서 솟아난다. 그중 고온의 온천수는 온천 수압으로 인해 땅위로 12m 높이까지 솟아오른다.

도시 곳곳에는 관광객들이 자유롭게 온천수를 마실 수 있도록 온천수 수도꼭지가 설치되어 있으며, 재미있는 것은 온천수를 받아서 마실 수 있는 다양한 문양이 프린트된 도자기 재질의 주전자 모양의 컵이 카를로비바리를 대표하는 기념품이라는 것이다. 관광객들이 이 컵을 사서 여기에 온천수를 받아 마시며 걸어 다니는 모습을 볼 수 있다.

필자도 당연히 기념 컵으로 온천수를 마셔보았다. 주변에 한국 관광객들도 더러 보였는데, 대다수는 한 모금 마시자마자 생전 처음 느끼는 물맛(처음 음용하는 사람들에게는 역겨운 맛일 수 있다)이 이상했는지 얼굴을 찡그리며 뱉어내는 모습을 볼 수 있었다.

필자는 천천히 온천수를 마시면서 물맛과 성분을 미각과 후각으로 느껴보았다. 미각과 후각으로 판단한 바에 의하면 탄산과 유황가스, 그리고 철분과 나트륨이 주요 성분이었다. 온천수 수

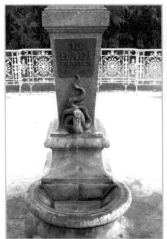
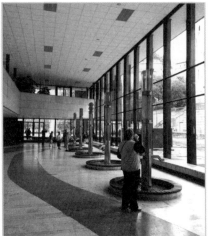

카를로비바리 콜로나다의 온천수가 흘러나오는 꼭지, 수질이 다른 온천수가 솟아나는
온천장 내에서 온천수를 천천히 음미하며 마시는 관광객 모습.

질 관련 자료를 찾아보니, 필자가 예측한 성분 그대로였다. 이렇
게 '오묘한' 물맛은 필자도 처음 경험하는 맛이었다.

이 독특한 온천수의 맛에 대해서 궁금증을 가질 독자 여러분
을 위해 좀 더 구체적으로 설명하면, 톡 쏘는 맛은 탄산, 계란 썩
은 냄새는 유황, 강한 쇠 맛(철분 성분이라 피 맛으로도 느껴짐)은
산화철, 짠맛은 나트륨의 성분이다. 이들이 어울려진 맛이라 처
음 마시는 사람들에게는 오묘한 물맛일 수밖에 없다.

카를로비바리 온천수의 매우 독특한 수질은 치료에도 적극적
으로 활용되고 있다. 온천 호텔에서는 스파 시설과 스파 닥터
(Spa physician)를 두고 환자의 증상에 따른 온천 요법을 처방
한다. 온천을 의학적 개념의 치료 요법으로 이용하고 있다. 온천

치료법을 소개하면 다음과 같다.

① 온천수를 마시는 치료(Drinking cures)는 이미 16세기에 데이비드 베쳐(David Becher) 박사가 근골격계와 소화기 장애 치료를 위해 가장 효과적인 치료법으로 도입했다. ② 38℃ 수온의 버블스트림 마사지 치료법은 근육 이완과 피부 관리 등에 효과적이다. ③ 35℃ 수온의 탄산 온천욕은 신경계와 면역체계의 강화, 혈액 순환, 근육 이완 등에 치료 효과가 있다. ④ 건식 탄산욕(Dry CO_2 bath)은 플라스틱 백에 몸을 넣고 탄산을 채워 치료하는 방법으로, 혈중 산소 농도 증가, 혈관 확장, 혈액 순환 개선 등에 효과가 있다. ⑤ 미네랄 목욕법(Mineral bath)은 미네랄 소금의 온천욕으로 전신 기능 재생, 심장과 신장의 기능 촉진, 혈액 순환 개선 등의 효과가 있다. ⑥ 그 외 마사지 요법 등이 있다.

독특한 카를로비바리 온천의 지질학적 생성 과정은 이러하다. 카를로비바리 도시는 테플라 강을 중심으로 발달되어 있는데 협곡 형태를 이루고 있다. 과거 지질 시대에 수백만 년 동안 지속된 단층 활동에 의해 트렌치 형태의 열곡(Rift) 지형이 형성되었는데, 열곡을 따라서 온천이 산출된다. 수백만 년 전에 단층 활동은 멈추었지만, 지하 깊은 곳에는 과거 화산 활동과 관련된 뜨거운 열원이 형성되어 있고, 탄산과 유황가스 챔버(Chamber)가 남아 있어, 챔버의 가스가 단층대를 따라서 지표로 올라와 온천수에 녹은 것이다. 아울러 유럽의 상당 지역이 과거 지질시대

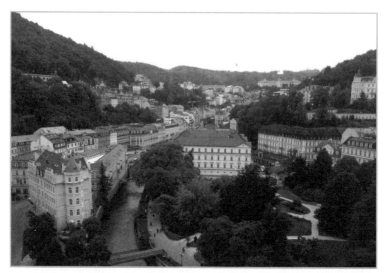

체코의 온천 도시 카를로비바리의 전경. 협곡을 이루는 작은 하천을 따라서 온천이 개발
되어 있다.

에 바다였다가 이후에 지각 융기로 인해 육지가 되면서 지층에
는 아직도 소금 성분이 상당히 함유되어 있기에 온천수에 나트
륨 성분이 높다.

독일 바덴바덴

2015년 5월에 독일의 온천 휴양 도시 바덴바덴(Baden-Baden)
을 방문할 기회가 있었다. 대전대학교 한의과대학이 산업자원
통상부의 대형 프로젝트 '웰니스 스파 산업' 과제를 수주해 단
국대 의과대 팀, 충남 테크노파크와 공동으로 3년간 이 과제를
수행했는데, 필자도 이 프로젝트에 연구원으로 참여해 온천 산

업 현장 견학을 목적으로 독일의 온천 도시 바덴바덴을 방문한 것이다. 독일어 바덴(Baden)은 영어로 'Bath(욕조, 목욕하다)'로, 목욕하는 도시, 온천욕을 하는 도시라는 뜻이다.

독일의 온천은 혼탕으로 유명한데, 남녀 구분 없이 뜨거운 사우나를 즐기거나, 작은 탕에서 온천욕을 함께하기도 한다. 더욱 놀라운 사실은 큰 야외 온천 풀장에서도 맨몸으로 남녀가 온천 수영을 즐긴다는 것이다. 우리 연수단 일행 중에는 여교수도 있었는데, 이런 '문제'로 사우나 경험은 남자들만 했다. 수영장 견학은 여교수들도 같이 참여했으나, 우리에게는 문화적 충격이었다. 이러한 독일 문화는 비가 많이 오고, 흐린 날이 많은 기후적 영향인 것 같다. 햇빛이 좋은 날 공원, 호수, 해수욕장 등에서 맨몸으로 일광욕을 하는 모습을 흔하게 볼 수 있다. 그리고 독일어로 'Frei Koerper Kultur(자유로운 신체 문화)'라는 말이 있다. '태어난 상태로 몸과 마음의 자유를 즐긴다'는 뜻이다. 남녀가 알몸의 일광욕을 하고, 사우나에서 맨몸의 자연 상태로 돌아가서 가식 없는 가운데 서로의 정서를 공유하고자 하는 독일의 독특한 문화가 아닐까 싶다.

독일의 온천은 마그네슘 온천, 리튬 온천, 나트륨 온천 등 특정 미네랄의 함유량에 따라서 온천욕의 효능을 구분해 운영하고 있다. 우리나라와 같이 온천의 온탕, 열탕과 같은 개념보다는 사우나 문화가 크게 발달되어 있는 것이다. 아울러 가족 단위로 즐길 수 있는 큰 규모의 온천 풀장 형태로 운영하고 있었다. 특

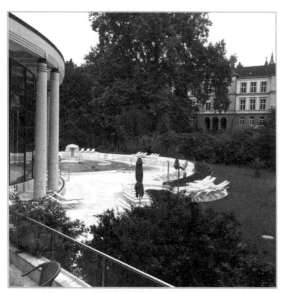

독일 바덴바덴 온천의 야외 수영장

히 사우나는 대부분 건식 사우나인데, 특징적인 것은 하루에 몇 차례 사람들이 사우나에 모여 있으면 관리인이 들어와 아로마 향을 피우거나, 작은 빗자루 같은 솔에 묻힌 올리브 오일을 사람들에게 뿌려준다. 그리고 사우나 실내의 온도를 더 높이기 위해 불을 지피기도 한다.

그리고 독일은 온천수를 이용한 산업이 발달되었는데, 그중 온천수로 만든 화장품, 온천수를 이용한 물리적 치료 기능을 갖춘 다양한 형태의 욕조 산업 등이 발달해 있다.

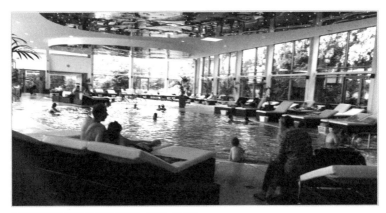

독일 바덴의 가족이 함께 즐기는 온천 수영장

일본 하코네, 벳푸 온천

일본은 지질학적으로 태평양판과 유라시아판이 충돌하는 판 경계부에 위치해 태평양판(해양판)이 유라시아 대륙판 아래로 섭입(Subduction)되는 과정에서, 판들의 마찰과 충돌에 의해 지진이 많이 발생하고, 땅속 깊은 곳에서는 마그마 생성으로 인한 화산 활동이 많은 나라다. 일본은 잦은 지진으로 많은 피해를 보지만, 한편으로 나라 전체에 온천이 많아 일찍부터 온천 문화가 발달했다.

개인적으로 일본은 필자가 전 세계에서 가장 많이 방문하고 여행한 국가다. 일본을 처음 방문한 것은 2000년대 초에 도쿄대학교 출신 동료인 박 교수와 프로젝트의 일환으로 일본 온천에 대한 현황, 온천 문화, 그리고 수질 관리 등에 대한 자료 조사와 현장 견학을 위해서였다. 그때 일본 도쿄대학교 나가오 교수의 도움을 받아 동경 주변에 있는 하코네 온천을 찾은 적이 있다.

하코네

도쿄에서 1시간 이내의 거리에 있는 온천 단지로, 일본 전통 가옥 중심의 아기자기한 소규모 온천들이 집단을 이루고 있다. 다다미와 목조 건물에 작은 규모의 개인과 가족이 이용할 수 있는 료칸(旅館) 내 온천탕으로, 일본의 전통적인 온천 문화를 그대로 느낄 수 있다. 료칸 내 야외 온천은 겨울철 온천의 특별한 맛을 느끼게 한다.

우리나라 온천은 갈수록 대규모화, 놀이 시설, 수영장의 개념으로 상업화하는 경향이지만, 일본 온천은 전통을 간직하면서 조용하고 운치 있으며 여유로워서 가족 단위로 한갓진 휴가를 원하는 사람들에게는 최적화되어 있다. 우리도 너무 대규모화·상업화하기보다 차분하게 소규모로 프라이빗한 온천을 즐길 수 있는 시설들을 갖춘다면, 오히려 차별화된 온천으로 경쟁력이 있을 것 같다.

벳푸 온천

작은 마을 전체가 온천이다. 마을 곳곳에 온천 수증기가 올라와서 마치 마을 전체가 끓고 있는 느낌이다. 벳푸 온천은 부산에서 가까워 한국 사람이 많이 찾는 관광지로, 일본 상인들이 한국말을 곧잘하며, 한국어 안내 표시판도 있다. 온천은 에메랄드 빛

깔, 붉은빛, 회색의 머드 질(質) 온천 등 다양하다. 특이한 것은 벳푸 온천은 유황 온천으로 유명한데, 이 지역 특산품으로 '유노하나(湯の花)'라고 불리는 재배한 유황 분말을 판매하고 있다. 그런데 유황은 가스인데 어떻게 재배하는 것일까. 온천 가스가 방출되는 지역에 짚으로 만든 삼각의 움막이 있는데, 이 안에서 유황을 재배한다. 유황이 많이 올라오는 곳에 작은 돌과 지푸라기를 깔고 그 위에 점토를 뿌려두면 유황이 점토 내로 스며들게 된다. 유황이 충분히 스며들게 되면 점토가 노란색으로 변하는데, 이런 점토를 회수해 가루로 만들어서 입욕제로 판매하는 것이다. 유노하나 입욕제를 가정에서 사용하면 유황 온천의 효능을 간접적으로 볼 수 있다.

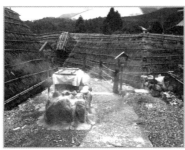 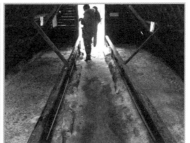

벳푸 온천의 유노하나 유황 재배지

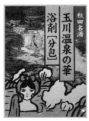 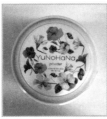

일본 온천에서 유황을 재배해 만든
유노하나 파우더 유황 입욕제

백두산 온천

필자가 근무하는 대학에서 2008년 여름, 교직원 연수 일환으로 중국 북부를 포함한 백두산 탐방 및 연수가 있었다. 백두산은 한반도와 중국의 국경을 접하고 있으며, 중국에서는 '창바이산 (長白山)'이라고 부른다. 분단의 현실로 북한 땅을 통해 백두산을 갈 수 없으니, 백두산을 가기 위해서는 중국을 통해야 한다. 관광객 대부분이 한국 사람임을 고려하면 백두산 여행은 중국의 큰 관광자원이다. 백두산 온천을 해외 온천 여행으로 분류한 것은 우리가 갈 수 있는 백두산은 중국 관할 땅이기 때문이다. 2008년 백두산 여행은 필자에게 두 번째 방문이었다.

백두산 관광의 목적은 정상으로 올라가 천지를 보는 것인데, 백두산은 해발 2,744m로 산 아래의 기상과 산 정상의 기상 차이가 크다. 백두산 정상에는 바람이 많이 불고 기상 변화가 심해 흐리고 비가 올 때가 많아서 천지를 제대로 볼 수 없을 때가 많다. 백두산 천지에서 발원한 물은 압록강과 두만강을 형성해 중국과 한반도의 국경을 형성한다. 대한민국 애국가에 '동해물과 백두산이…' 첫 소절에 나오는 가사인 만큼 우리 민족에게 백두산이 갖는 의미는 매우 크다.

수년 전, 지질학회가 백두산 폭발 가능성을 제기하면서 현재 국제 공동연구체제로 백두산 화산 활동 가능성에 대해 연구하고 있다. 천지 물속에 지하 마그마 챔버에서 올라오는 이산화탄소의 유출량이 과거보다 증가하고 있다는 보고 등 다양한 화산

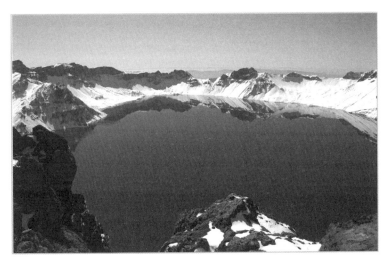
백두산 천지

폭발의 전조 현상이 나타나고 있다. 만약에 백두산이 화산 활동으로 폭발하게 된다면, 재앙에 가까운 피해가 예상된다. 거대한 자연의 활동을 우리 인간의 힘으로 어떻게 할 수는 없지만, 만약의 경우를 가정해 피해에 대비하는 준비는 필요할 것이다.

백두산 아래에는 온천이 있는데, 이 온천의 수온은 최대 100℃로 끓는 수준이다. 관광객들이 이용할 수 있는 온천 대중탕이 운영되고 있으나 부대시설은 열악하다. 필자에게는 온천 체험이 필수인지라 다른 일행과 떨어져서 온천탕으로 향했다. 그러나 시간상 온천탕에 발을 담그고 간단한 샤워를 하는 정도로 체험을 마무리할 수밖에 없었다. 온천탕에는 대다수가 중국 사람들이었고, 한국인 관광객과 외국인은 가끔 눈에 띄는 정도였다.

유황 성분을 함유한 온천은 수질이 부드러운 편이었다. 백두산 온천에 대한 자세한 수질 자료를 확인할 수 없어 아쉬움이 컸다. 온천 인근 하천 바닥의 암석 틈 사이에서 뜨거운 온천수가 솟아올라 곳곳에서 수증기가 피어올랐다. 하천에서 솟아나는 천연 온천수에 계란을 삶아 파는 곳도 보였다. 백두산 온천의 수온이 점차 높아지고 있다는 보고가 있는데, 이는 지하 마그마 챔버의 점진적 상승에 의한 것으로 추정되며, 이를 백두산 폭발에 대한 근거라고 주장하기도 한다.

독자 여러분 중 백두산을 여행할 기회가 있다면, 천지의 장엄함을 보는 행운과 함께 천지의 물을 한 잔 떠 마시고, 백두산 온천을 꼭 체험해보기를 권한다. 아마 평생 아름답고 소중한 기억이 될 것이다.

08

국내 온천

국내 온천도 수질이 매우 다양해 온천 수질에 따라 치료의 효능 또한 다르다. 국내의 대표적인 온천들의 수질 특성과 치료 효능에 대해서 알아보자. 여기서 소개하는 온천은 필자가 지난 20여 년간 직접 연구한 온천 중에서 특징적인 온천만을 대상으로 설명하고자 한다. 온천의 효능은 수질 유형별로 설명하겠으나, 개별 온천의 효능은 임상실험 등 과학적인 근거가 뒷받침되지 않은 온천이 많으므로 설명하지 않았다.

알카리성 중탄산-나트륨 온천

국내에서 가장 일반적인 온천의 유형은 알카리성 중탄산-나트륨 온천으로, pH 8 내외의 알칼리성이며, 나트륨(Na), 중탄산(HCO_3)이 주성분인 온천으로 수질이 부드럽고 미끄러운 느낌이다. 따라서 온천욕으로 가장 편안하다.

국내 온천의 68% 정도가 이런 유형의 수질 특성을 가지고 있으며, 화강암과 편마암 지질 지역의 온천 대부분이 이에 속한다. 적응증으로는 신경통, 근육통, 관절통, 병후 회복, 피로 회복 등이다. 오색 온천, 척산 온천, 백암 온천, 덕구 온천, 유성 온천, 범서 온천 등이 대표적이며, 온천의 수온은 33~55℃ 범위로 높은 편이다.

탄산 온천

국내·외 연구 결과에 따른 탄산 온천의 효능을 보면, 탄산가스는 입욕 시 피부로 흡수되어서 말초혈관을 확장해 혈액의 흐름을 촉진시키고, 혈압 환자에게도 심장에 부담을 주지 않고 혈압을 낮춰주어 가벼운 고혈압, 말초신경성 동맥질환, 류마티스성 질환에 도움이 되는 것으로 알려져 있다.

음용하면 위 점막의 혈관 확장에 의해 소화관 운동을 촉진시키거나 수분 흡수를 돕기 때문에 이뇨 효과가 있다. 또한 탄산천에 입욕하면 탄산가스의 피부 자극으로 따끔거림을 느낄 수 있다. 원주 기독교병원 이해용 교수의 연구 결과에 의하면, 충청지역 탄산 온천에서 경계성 고혈압이 있는 성인 10명을 대상으로 매일 15분씩 2주간 탄산욕을 한 결과, 혈압이 정상치로 낮아졌으며, 유익한 고밀도 콜레스테롤은 증가한 반면, 유해한 저밀도 콜레스테롤은 감소한 것으로 보고되었다.

국내 탄산 온천은 제주, 충북, 강원, 울산 지역에 분포되어 있다. 제주에는 산방산 온천과 디아넥스(핀크스) 호텔 온천 2곳이 탄산 온천이다. 온천의 수온은 28~50℃ 범위로 비교적 높으며, 탄산가스뿐만 아니라 유황을 함유하고 있다. 산방산 온천은 온천공에서 지하 탄산과 유황가스를 뿜어내는 압력이 불규칙적이고 상당히 강하다. 산방산 온천은 대중 온천으로 노천 온천을 가지고 있으며, 해안가 부근에 있어 접근성이 좋아 많은 관광객들이 이용하고 있다. 제주 중산간에 위치한 디아넥스(핀크스) 호텔 온천은 화산암 아래 지하 약 2,000m의 화강암에서 솟아나는 온천이다. 이 2곳의 탄산 온천의 수질은 나트륨, 칼슘, 마그네슘, 실리카, 중탄산의 함량이 매우 높은 특성을 보인다. 산방산 온천의 경우, 나트륨과 염소 함유량이 다소 높고, 디아넥스 온천은 마그네슘의 함량이 약간 높게 나타나는 수질 차이를 보인다.

아울러 핀크스와 같은 계열인 인근의 포도 호텔은 아라고나이트 온천으로 유명하다. 아라고나이트는 탄산칼슘 성분으로 석회석과 화학성분은 동일하지만, 결정의 형태가 다른 광물로 포도 호텔 객실의 히노키(편백 : 檜) 욕조에서 아라고나이트 가루가 혼합된 온천수가 나온다. 흰색의 아라고나이트 광물 가루가 섞여 나오는 독특한 온천으로, 지하에 엄청난 양의 아라고나이트 맥이 있는 것으로 보인다.

제주도 외 국내 탄산 온천은 수온이 30℃ 미만으로 대부분 약산성이고, 미네랄 함량은 단순 온천에 비해 최대 20배 이상 높은 것이 특징이다. 특히 철, 망간, 칼슘, 마그네슘을 다량으로 함유하며, 일부 탄산천에서는 불소의 함량도 높다. 강원 오색 탄산 온천은 오색약수터 인근 호텔에서 개발한 탄산천으로, 칼슘, 중탄산 함량이 높은 온천이다. 충주의 앙성 탄산 온천은 지하 700m 깊이에서 용출되며 칼슘과 중탄산 함량이 높아 탕 내에 철분을 함유한 탄산칼슘의 침전물이 쌓여 있을 정도도 미네랄 함량이 높으며, 탄산가스 외 유황가스를 함유하고 있다.

초정리에는 탄산 약수가 유명한데, 여기에는 탄산 냉천이 있다. 탄산천이지만 미네랄 함량이 총고형물질(TDS) 500~600mg/L 수준으로 아주 높지는 않으며, 다른 탄산천에 비해 철분의 함량도 높지 않다.

울산의 문수산 탄산 온천은 도심 가운데 온천탕이 있으며, 지하 심부에 있는 탄산가스가 단층을 따라서 공급된다. 국내 탄산 온천 중 미네랄 함량이 가장 높은 온천으로 마그네슘, 칼슘, 나트륨, 중탄산, 스트론튬 성분이 특징적으로 높은, 약산성의 탄산 온천수다.

유황 온천

유황(H_2S)은 가스 성분으로 계란 썩을 때 나는 냄새와 유사한 독특한 냄새가 난다. 유황천은 말초혈관 확장 작용이 강하고, 동맥경화증, 고혈압, 당뇨병, 피부 각화증과 만성 습진 등의 피부 질환에 좋다. 알칼리 유황 온천의 경우, 알칼리 성분은 피부 보습과 염증 반응을 완화하고, 유황은 표피의 유리 산소와 반응해 항균 작용을 하며, 각질 용해 작용으로 박피 효과가 있다.

국내의 대표적 유황 온천은 경남 부곡 온천, 포항 신광 온천, 충남 도고 온천, 충북 문강 온천 등이며, 그중 부곡 온천은 수온이 최고 78℃로 국내 최고의 수온을 보이며 학술적으로 관심을 많이 받는 온천이다. 유황과 나트륨, 황산염, 중탄산의 함량이 높은 약알칼리성 유황 온천이다. 온천의 수온이 높아 부곡 중심부 숙박 시설에서는 난방으로도 활용한다. 부곡은 국내 최대 규모의 온천 풀장을 운영했으나, 수년 전에 운영 적자로 문을 닫아 아쉬움이 크다.

포항의 신광 온천은 pH 10.2의 고알칼리성으로 유황을 함유하고, 불소의 함량도 높아 알칼리성-유황-불소 온천으로 분류된다. 알칼리성 성분은 입욕 시 매우 미끄러운 느낌으로 피부에 온천수의 피막을 형성해 보습 효과가 높다. 아울러 유황과 불소 성분으로 항균 효과도 있다. 신광 온천은 아토피 등 피부병 치료에 효과가 있었던 것으로 민간에서 알려져 있다. 특징적인 미네랄로 나트륨, 중탄산, 실리카 성분이 높다. 이러한 독특한 온천의 효능에 대해서는 과학적이고 의학적인 연구가 필요할 것으로 보인다.

해수천(식염천)

해수 온천은 식염천이라고도 하며 염분의 함량이 높은 온천수로, 주로 바다와 인접한 지역에서 바닷물이 육지의 담수대로 유입되어 해수와 담수가 혼합된 온천이다. 해운대 온천, 석모도 온천, 동래 온천, 마금산 온천 등이 대표적이다. 염분의 함유는 온천마다 큰 차이를 보인다.

해운대 온천은 해운대 바닷가 주변에 몇몇 호텔에서 개발해 온천수로 사용하고 있다. 수온은 최고 55℃ 이상을 보이며, 약 알칼리성으로 해수의 성분인 나트륨, 칼슘, 염소, 황산염, 실리카 등의 미네랄 성분이 높은 온천이다.

석모도 온천은 강화도 옆에 딸린 부속 섬으로 온천수의 수온이 68.6℃로 고온형 온천이나. 수질의 특성은 pH 6.4~6.8의 범위로 약산성이며, 미네랄 함량이 국내 최대로 나트륨과 염소뿐만 아니라, 칼륨, 칼슘, 마그네슘, 황산염이 다량으로 함유된 독특한 수질의 온천이다. 이 온천수의 수질특성은 해수와 편마암 내 발달된 탄산염층으로부터 용해된 다량의 칼슘과 마그네슘이 혼합된 결과로 보인다.

동래 온천과 마금산 온천은 바닷가에서 상당히 떨어진 곳인데도 불구하고 염분 성분이 일정량 함유되어 있다. 이는 과거 지질시대에 이 지역이 바다와 인접했거나, 바닷물이 유입되는 하천 인근의 담수와 해수 혼합대로 추정된다. 특히 동래 온천은 동래 단층을 따라서 온천이 개발되어 있으며, 최고 온도는 68℃이며, 약 알칼리성의 나트륨과 염소가 주성분인 식염천이다. 마금산 온천은 최고 수온이 50℃로 나트륨과 염소의 함량이 높은 식염천 온천과, 나트륨과 중탄산의 알칼리 온천으로 2가지 수질 유형이 있다.

이상으로 국내 주요 온천에 대한 수질과 온천 생성 등을 살펴
보았다. 국내 주요 온천별 수온, pH, 주요 미네랄과 온천 유형은
표로 정리해서 비교했다. 좀 더 자세히 알고 싶으신 분들은 필
자의 논문을 검색해 참고하시기 바란다.

국내 주요 온천의 유형과 수온 및 수질화학 성분

(단위 : mg/L)

온천	온도	pH	전기전도도 (μS/cm)	칼슘 (Ca)	나트륨 (Na)	마그네슘 (Mg)	칼륨 (K)	온천 유형
동래	68.3	7.98	1683	63.2	227	0.17	7.52	알칼리식염천
해운대	55.0	7.33	7130	53.6	921	2.24	32.7	해수천
문수산	25.8	6.37	4,045	279	309	447	12.3	탄산천
범서	35.0	10.3	277	2.55	54.6	0.06	0.53	알칼리중탄산나트륨천
신광	56.3	9.87	328	2.33	74.8	N.D	0.97	유황불소함유알칼리성 중탄산나트륨천
부곡	78.7	8.37	506	4.13	83.7	0.01	2.94	유황알칼리 중탄산나트륨천
마금산	49.8	7.80	1,489	47.1	207	0.52	13.3	약식염천, 중탄산나트륨천
온양	46.4	8.80	369	5.81	55.7	0.60	0.93	알칼리천
아산	29.6	7.60	437	38.7	43.7	0.29	0.44	중탄산나트륨천
덕산	47.0	9.20	297	3.52	45.0	0.01	0.94	알칼리중탄산나트륨천
유성	38.4	8.50	249	58.5	23.9	7.70	1.50	알칼리중탄산나트륨천
디아넥스	33.4	6.30	2,931	258	339	159	35.1	유황탄산천
산방산	28.7	6.24	3,570	273	418	114	39.0	유황탄산천
능암	30.7	6.76	2790	517	306	45.6	11.3	탄산천
석모도	68.6	6.42	84,300	4,860	7,154	357	201	강해수칼슘천
이천	26.6	7.22	735	48.3	5.42	2.50	4.69	중탄산나트륨천
오색	33.2	7.65	202	17.2	31.5	0.16	0.53	탄산천, 중탄산나트륨천
백암	52.0	9.14	258	1.57	52.3	0.11	1.38	알칼리중탄산나트륨천
척산	45.8	7.98	331	14.3	52.7	0.08	1.28	알칼리중탄산나트륨천
덕구	40.3	8.95	229	3.53	42.8	0.05	1.40	알칼리중탄산나트륨천

온천	불소 (F)	염소 (Cl)	황산염 (SO₄)	질산염 (NO₃)	중탄산 (HCO₃)	규소 (Si)
동래	3.90	364	47.7	0.00	458	26.9
해운대	1.35	2,409	133	0.00	32.1	29.2
문수산	0.03	20.5	3.00	0.10	2,746	45.7
범서	5.15	9.58	9.42	0.11	93.4	9.69
신광	15.1	19.3	26.5	0.20	91.6	33.3
부곡	1.26	4.64	79.2	–	118	29.8
마금산	0.48	240	61.3	–	186	29.2
온양	2.06	0.71	16.9	0.71	104	20.3
아산	2.04	6.42	21.1	0.11	201	10.3
덕산	5.94	12.0	12.9	0.17	105	18.9
유성	5.35	8.86	10.7	1.92	79.3	21.3
디아넥스	N.D	70.9	38.8	N.D	2,242	75.9
산방산	0.12	120	36.5	N.D	2,227	32.7
능암	4.35	22.2	19.2	N.D	2,358	43.8
석모도	N.D	18,503	674	0	128	44.6
이천	0.52	16.8	12.3	5.79	211	22.9
오색	8.29	2.62	10.2	0.74	76.3	24.3
백암	4.15	12.0	15.6	0	97.6	35.5
척산	8.26	20.4	12.7	2.32	130	25.2
덕구	12.4	6.93	6.76	0	80.9	23.7

주) 상기 온천 자료는 필자의 발표 논문 및 보고서의 자료에서 재편집했음. 아울러 각 온천별 최고 수온의 온천공에 대한 자료만 게재했음. 각 온천에 대한 보다 자세한 내용은 저자의 논문을 참조.

09

반신욕과 족욕

온천 주변에는 지역 주민이나 관광객을 위한 노천 족욕장을 운영하는 곳이 많다. 필자가 사는 대전에 있는 유성 온천에도 야외 족욕장이 제법 큰 규모로 운영되고 있다. 비교적 많은 시민들이 온천 족욕장을 이용하면서 항상 붐비는 것을 볼 수 있다. 흥미로운 것은 사상체질별로 구분해 한약재를 첨가한 사상체질 족욕장이 별도로 있다는 점이다.

필자는 학생들과 족욕 체험을 위해 1년에 몇 번씩 유성 온천 족욕장을 방문하곤 한다. 특히 겨울철 족욕은 묘미가 있다. 야외 기온이 영하권임에도 불구하고, 따뜻한 온천수에 발을 담그고 있으면 추위도 잊고 심지어 5~10분 정도가 지나면 땀이 나기 시작한다. 족욕을 하면서 학생들과 온천에 관한 이야기, 학교 생활에 관한 이야기 등을 나누다 보면 시간이 금방 흘러간다.

족욕을 하고 약간의 땀을 흘리면 몸이 가벼워지고 정신이 맑아지는 느낌이다. 족욕은 반신욕과 비슷한 효과가 있다. 반신욕이 어려운 경우에는 족욕만으로도 반신욕의 효과를 얻을 수 있다.

2003년 12월, KBS 〈생로병사의 비밀〉의 '목욕도 보약이다, 반신욕 혁명' 편이 방송된 뒤, 반신욕이 선풍을 일으켰다. 방송의 핵심 내용을 간추려보겠다.

반신욕의 역사는 19세기 유럽의 최고 명의로 알려진 네덜란드 의사 헤르만 부르하페(Herman Boerhaave)가 죽기 전에 자신의 평생 의술을 담아서 남긴 의학 책에서 비롯된 것으로 알려져 있다. 놀라운 것은 수백 쪽에 달하는 의학 책이 백지인데, 맨 마지막에 다음과 같은 한 줄의 글귀만 남겨져 있었다는 것이다. '머리는 차게, 발은 따뜻하게, 그리고 장은 가득 채우지 말라. 그의 앞말을 한자로 하면, '두한족열(頭寒足熱)'이다. 이러한 원리에 따른 것이 반신욕이다.

반신욕 효능의 이해를 위해 반신욕의 원리를 알아보자. 반신욕은 뜨거운 물의 열을 이용해 몸 안의 냉기를 제거해 건강을 증진시키는 방법이다. 앞에서 설명한 온천욕은 뜨거운 온천수의 열을 통해 내 몸의 심부 체온을 높여 면역력 증강, 신진대사 촉진, 혈액 순환, 피로 회복 등의 효과를 얻는 것이다.

반신욕은 온천욕과는 다른 원리가 있다. 열대류는 아래에서 위로 흐르는 방향성을 가진다. 즉, 반신욕은, 아래를 따뜻하게 하면, 그 따뜻한 열이 몸의 상체 쪽으로 전달되는 열 순환 원리를 이용한 것이다. 이러한 열의 순환 원리를 무시하고, 몸의 체온만을 높일 경우에는 오히려 몸에 해로울 수 있다.

반신욕을 위한 절차를 보면, ① 욕조에 38~40℃ 정도의 온수를, 체온보다 약간 높은 온도가 유지될 수 있도록 공급한다, ② 물의 높이는 명치와 배꼽 사이를 유지한다, ③ 욕조에 몸을 담근 후, 두 팔과 손은 물 밖으로 빼야 한다, ④ 시간은 20분 내외가 적당하다, ⑤ 욕실 내 온도는 22℃ 정도를 유지한다, ⑥ 욕조의 덮개를 이용해 물이 빨리 식지 않게 하고 책을 읽거나 음악을 듣거나 명상을 한다, ⑦ 끝나면 미지근한 물로 샤워하고 마무리한다, ⑧ 반신욕 후, 양말을 신어 체온이 빠져나가 못하게 한다.

방송에서 소개된 반신욕의 주요 효과로는 무릎관절 통증 사라짐, 발바닥 무좀 개선, 티눈 사라짐, 1년 반신욕 후 시력 향상, 지방간과 고지혈증 사라짐, 스트레스 해소, 체중 감소, 피부 회복, 흰 머리카락 사이로 검은 머리카락이 나옴, 심장병 개선 등이다. 물론 반신욕의 이러한 효능이 사람마다 다 같다고는 할 수 없을 것이다.

반신욕의 효능에 대한 여러 가지 실험 결과를 의학적 관점에서 종합하면, 신진대사의 향상, 혈액 순환 개선, 긴장 완화 효과로 요약될 수 있다. 첫 번째, 신진대사의 향상 효능이다. 현대인의 성인병인 당뇨, 고지혈증, 복부 비만 등은 체내 축적된 과잉 열량 때문이다. 반신욕은 신진대사를 향상시켜 과잉 열량을 태워버리는 역할을 한다.

두 번째, 혈액 순환 개선 효과는 심박출량(1분 동안 심장에서 박출(搏出)하는 혈액의 양)의 증가로 수족 냉증 호전과 혈관 내 찌꺼기인 혈전 생성이 줄어들어 뇌졸중, 심장병 등의 혈관 질환을 예방하는 데 도움이 된다.

세 번째, 긴장 완화 효과인데, 긴장되면 근육이 뭉쳐져 딱딱하게 경직된다. 특히 어깨 근육이 심하게 뭉치면 통증이 생기고, 또 뇌신경과 연결되어 있어 두통과 스트레스가 발생한다. 따라서 반신욕을 통한 근육의 이완은 뇌신경을 편안하게 하고 스트레스를 완화시켜주는 데 도움이 된다.

반신욕은 삼성가의 이병철, 이건희 회장 부자도 즐겼던 건강법으로도 알려져 있다. 호암 이병철 회장의 일상생활은 시계처럼 규칙적이고 정확해 반신욕 역시 매일 정해진 시간에, 항상 일정한 온도로 맞춰 이루어졌다고 한다. 물의 온도에 작은 차이가 있어도 이를 금방 느꼈기 때문에 반신욕을 준비하는 사람들이 항상 긴장했다는 일화가 있다.

그러나 반신욕이 누구에게나 다 좋은 것은 아니다. 기립성(起立性) 저혈압이 있는 경우, 반신욕 후에 어지럼증을 조심해야 하고, 급성 피부염이 있는 경우, 심장병 이력이 있는 경우에도 주의해야 한다. 음주 후의 반신욕도 좋지 않다. 그리고 무엇보다 중요한 것은 반신욕의 횟수인데, 일주일에 2~3회를 추천한다. 너무 지나치게 자주 하면 부작용이 발생할 수 있다.

우리 대학의 동료 교수 중 한 분이 겪은 부작용을 소개하면, 반신욕을 1년간 하루도 쉬지 않고 매일 한 결과, 갑자기 기력이 빠지고 힘을 쓰지 못하는 무기력증이 나타났다. 이후 반신욕을 끊고 1년이 지난 뒤에야 원래 상태로 건강이 회복되었다고 한다. 물론 사람마다 다르겠지만, 항상 지나친 것은 부족함보다 못하다는 사실을 명심해야 한다.

반신욕과 족욕의 효과는 사람마다 다를 것이고, 1회당 반신욕 시간, 일주일에 반신욕 횟수 등 자신에게 적합한 방식과 방법을 찾아야 할 것이다. 아무리 좋은 건강법이라도 자신의 체력 상태, 질병 이력, 체질 등을 고려해서 실행하는 것이 중요하기 때문이다.

출판사에서 받은 초교를 검토하던 지난 12월에 필자의 연구 프로젝트와 관련해서 시장 현황, 마케팅 분야의 자문을 담당하는, 영국 등 글로벌 활동을 하는 아워비의 손 대표가 연구실로 찾아온 적이 있다. 초교를 검토하는 내 모습을 보고 "교수님, 드디어 책이 곧 출판되는가 봅니다" 하면서 짓는 가벼운 웃음에 지난여름에 나누었던 이야기가 기억났다. 그날 프로젝트 관련해서 미팅 후에 우리 연구팀의 파트너 기업인 ㈜또르르의 윤 대표, 아워비의 손 대표, 손 대표의 남편분(Mr. Werninger, 영국 회계사)과 저녁을 먹으면서 이런저런 이야기를 나누는 중에 내가 물 건강과 관련한 책을 집필하고 있다고 잠깐 소개했다. 책 내용에 대해서 궁금해하여 소주제 몇 개를 중심으로 대화를 이어갔는데, 세 분의 관심과 건설적인 호평이 나에게 큰 힘이 되었던 것 같다. 또한, 수행 중인 연구 프로젝트도 물을 이용한 제품 개발이므로 집필에 더욱 관심을 보였던 것 같다. 이분들에게도 감사한 마음을 전한다.

이 책을 통해 독자 여러분들과 나누어왔던 물 건강에 대한 다양한 이야기는 반신욕과 족욕을 마지막 단원으로 마무리했다. 책은 마무리되었지만, 독자 여러분과 대화는 끝나지 않았다고 생각된다. 특히, Chapter 01에서 여러분이 확인한 자신의 물 건강지수에 대해 지금 다시 한번 체크한다면 과연 여러분의 물 건강지수가 얼마나 높아져 있을지 사뭇 기대된다. 이러한 기대감에 대한 실시간 교류, 공감, 환류라는 키워드를 생각하게 되었다. 이를 위해 책 내용을 소주제별로 시각화하고, 아울러 실험 과정을 포함하는 콘텐츠로 구성된 유튜브 제작을 통해 여러분들에게 더 가까이 다가가길 희망한다. 그리고 물에 대한 다양한 시사적 정보와 물 건강과 관련한 내용을 교류할 계획이다.

　대학 교수로 정년퇴임이 5년 정도 남은 지난해부터 나 자신과의 약속으로 퇴임 전, 이루어야 할 3가지 목표를 설정했다. 첫 번째 목표가 《태아에서 백 세까지, 당신의 건강한 물 이야기》 출판인데, 첫 번째 목표는 많은 분의 도움으로 결실을 보게 되었다. 두 번째 목표가 유튜브 영상 제작을 통한 많은 분과 물 건강에 대한 정보를 공유하며 실시간으로 정보를 교류하는 것이다. 마지막 세 번째 목표는 창업이다. 대학의 창업은 세계적으로 중국 칭화대 베이징대의 교수와 학생 창업, 그리고 미국의 실리콘 밸리, 북유럽 등에서 잘 알려져 있다. 이들 나라의 대학 창업은 우리 국내 대학과는 비교가 안 될 정도로 활성화되어 있고 그 결과도 상상을 초월한다. 그야말로 국내에서도 추구하고 있는 기업가형 대학이다. 필자가 그동안 연구를 통해 축적한 온천수, 지하수, 약수 그리고 약용광물에 대한 정보와 자료, 아이디어, 인프라 기반 위에 한의학(천연물 재료)을 융합해 건강과 관련한 다양한 상품군의 개발을 통한 창업에 도전하고자 한다.

현재 중소기업청으로부터 3년에 걸쳐 연구비 지원을 받아 목표로 하는 상품 개발에 주력하고 있으며, 제품 개발이 완성되면 독자 여러분과 세계인의 건강 증진을 위해 특화된 수질 성분의 물과 한방 소재를 융합한 바이오 제품을 온·오프라인을 통해 상품을 출시할 계획이다. 제품 출시와 더불어 창업을 계획하고 있다. 그리고 개발된 좋은 상품에 대해서는 독자 여러분들에게 다양한 방법으로 전달하고 소통하고자 한다,

　나 자신에게 한 약속을 독자 여러분들에게 소개함으로써 나의 목표를 향한 더 큰 에너지를 찾고자 한다. 아직 끝나지 않은 '태아에서 백 세까지, 당신의 건강한 물 이야기'를 계속해서 기대해주시길 부탁드립니다.

정찬호

참고 문헌

· 박래준, 한동욱, 박창곤, 이현기(2003), 〈인공 온천수가 퇴행성 슬관절염에 미치는 효과〉, 대한물리치료학회, vol.15, no.2, p.131~145

·《신온천의학(일본온천기후물리의학회)》, 대한온천학회 옮김(2012)

· 신재화, 이옥진, 최보미, 안택원, 이정민(2013), 〈5주간의 온천요법 전후 요통의 통증 변화에 관한 임상 연구〉, 한방재활의학과학 학회지, vol. 23, no.3, p.133~140

· 안택원(2012), 〈온천의료관광개발 2차 연구용역〉, 충청남도 아산시

· 안택원(2016),《치유의 온천》, 집문당 출판사, p.244

· 이남(2018), 〈온천도시 지정·지원을 통한 국내 온천발전에 관한 연구용역 사업〉, 행정안전부, p.96

· 이주일, 양해슬(2008), 〈보양온천을 활용한 온천산업 활성화에 관한 연구〉, 한국 산학기술학회 논문지, vol.9, no.5, p.1467~1478

· 정찬호 외 5인(2013), 〈대전지역 시험용 시추공 지하수 내 우라늄 및 라돈-222의 지화학적 산출특성〉, 지질공학, 23(2), 171~186

· 제3차 해양 심층수 기본계획[2019~2023], 2019, 해양수산부, 57p.

· 파퓰러사이언스 편집부(2015년 1월호), 〈Popular Science〉, HMG퍼블리싱 출판, p.47

· 한정희, 박계헌(1996), 대전지역 지하수에 함유된 우라늄 및 라돈의 함량, 자원환경지질, vol.29, no.5, p.589~595

· 홍혜걸 엮음,《생로병사의 비밀》, KBS 〈생로병사의 비밀〉 제작팀, 가치창조 출판사, p.366

· Bo Geong Lee, Nam Hee Kim(2021. 4. 30), Korea Med Synapse.

· Bottled Water in South Korea, 2020, Euromonitor International.

· Britannica Bookr of the year 1996, 1996, Encyclopedia Britannica Inc.

· George Nemethy and Harold A, Scheraga(1962), Structure of water and hydrophobic bonding in proteins. I. A model for the thermodynamic properties of liquid water, The Journal of Chemical Physics, vol.36, no.12, p.3382~3400

· Jeong et al.,(2016) Origin and Hydrochemical Characteristics of Natural Carbonated Water at Seoqwipo, Jeju Island, 26, 515~529, The Journal of Engineering Geology.

· Jeong et al.,(2005) Hydrochemistry and genesis of CO_2 -rich springs from Mesozoic granitoids and their adjacent rocks in South Korea, 39, 517~530, Geochemical Journal.

· Vernon L. Snoeyink and David Jenknins(1980), Water Chemistry, John Wiley & Sons, p.480

· Virginia Gray(1973), Innovarion in the Satats : A diffusion study, American Political Science Association, vol.67, no.4, p.1174~1185

태아에서 백 세까지,
당신의 건강한 물 이야기

제1판 1쇄 | 2022년 3월 3일

지은이 | 정찬호
펴낸이 | 유근석
펴낸곳 | 한국경제신문*i*
기획제작 | (주)두드림미디어
책임편집 | 최윤경, 배성분   디자인 | 디자인 뜰채 apexmino@hanmail.net

주소 | 서울특별시 중구 청파로 463
기획출판팀 | 02-333-3577
E-mail | dodreamedia@naver.com
등록 | 제 2-315(1967. 5. 15)

ISBN 978-89-475-4782-6 (03510)